AME 便民就医指引系列图书 13B002

北京朝阳医院胸外科便民就医指引

名誉主编：侯生才
主　　编：李　辉
副主编：胡　滨　游　宾　刘玉萍

U0747993

中南大学出版社　　首都医科大学　　北京朝阳医院　　AME
www.csupress.com.cn　　CAPITAL MEDICAL UNIVERSITY　　BEIJING CHAOYANG HOSPITAL　　Publishing Company

图书在版编目（CIP）数据

北京朝阳医院胸外科便民就医指引/李辉主编. —长沙：中南大学出版社，2018.11

ISBN 978 - 7 - 5487 - 3422 - 2

Ⅰ.①北… Ⅱ.①李… Ⅲ.①医院—介绍—朝阳区②胸腔外科学—基本知识 Ⅳ.①R199.2②R655

中国版本图书馆CIP数据核字(2018)第213380号

AME便民就医指引系列图书13B002

北京朝阳医院胸外科便民就医指引

BEIJING CHAOYANG YIYUAN XIONGWAIKE BIANMIN JIUYI ZHIYIN

主编 李辉

□丛书策划	郑 杰	汪道远	廖莉莉
□项目编辑	陈海波		
□责任编辑	陈海波	王仁芳	董 杰
□责任校对	石曼婷		
□责任印制	易红卫	潘飘飘	
□版式设计	林子钰	王 李	
□出版发行	中南大学出版社		

　　　　　社址：长沙市麓山南路　　　邮编：410083

　　　　　发行科电话：0731-88876770　传真：0731-88710482

□策 划 方　AME Publishing Company 易研出版公司

　　　　　地址：香港沙田石门京瑞广场一期，16 楼 C

　　　　　网址：www.amegroups.com

□印　　装　天意有福科技股份有限公司

□开　本	787×1092　1/44	□印张 4.5	□字数 110 千字	□插页	
□版　次	2018 年 11 月第 1 版	□2018 年 11 月第 1 次印刷			
□书　号	ISBN 978 - 7 - 5487 - 3422 - 2				
□定　价	55.00 元				

图书出现印装问题，请与经销商调换

谨以此书纪念首都医科大学

附属北京朝阳医院建院 60 周年

名誉主编：侯生才

主　　编：李　辉

副 主 编：胡　滨　　游　宾　　刘玉萍

编委（按姓氏英文字母排序）：

陈其瑞　　陈　硕　　傅毅立

胡晓星　　贾珊蕊　　李海萌

李　娜　　李　欣　　李　彤

刘爱欣　　刘　毅　　苗劲柏

张文谦　　章智荣　　赵　彦

郑　硕

书中手绘图片均由李辉、李海萌绘制

便民就医指引系列图书序言

在就医流程上，患者到大医院看病经常会遇到"三长一短"的问题，即挂号排队长、缴费排队长、取药排队长及看病时间短。为了破解这些难题，近年来，移动医疗在改善就医体验中扮演了非常重要的角色。目前，多家医院提供了App挂号、自助机缴费、自动发药机等多种便民措施，优化了就医流程，使患者看病更省心、省力，患者不再需要长时间地排队挂号、缴费、取药，极大地优化了患者就医体验。

但是，依靠移动医疗等互联网技术仅仅能够解决就医环节中的部分难题，在现实的就医过程中，医务人员仍会面对各式各样的压力，还要处理许多繁杂而琐碎的日常事务，所以，难以事无巨细地给每一位患者解释各种医学知识，而医学作为一门高度专业化的学科，患者在就医过程中难以避免地会遇到很多专业问题。

然而，当前社会，可靠的医疗资讯并不是简便易得的。人们在获取信息时可能会面临多种阻力：高质量的医疗资源供不应求、大型医院门诊医患沟通时间短、患者科普教育资料普遍稀缺、商业化背景下医疗欺诈与虚假广告盛行、民间流传的谣言泛滥、相关负责的商业机构和政府部门监管不足，等等。公众希望能获得可靠的信息，但是，通过各种媒介接触到的信息质量良莠不齐，常常自相矛盾。

针对以上问题和挑战，AME精心组织策划了这套"便民就医指引"系列图书，邀请临床一线的医护人员，以科室团队为单位，向公众全面介绍其科室接诊患者、住院、治疗、出院等各个环节，让患者就诊的时候少走弯路。同时，书中还有一些医护人员的谆谆教导和患者康复之路的经验分享，希望能够借此给患者在就诊过程中多一些勇气和信心。诚如特鲁多（E. L. Trudeau）医生所言，"有时去治愈，常常去帮助，总是去安慰（To cure sometimes, to relieve often, to comfort always）"。

最后，需要声明一点，这套"便民就医指引"系列图书不是万能的，也许只能帮助到一小部分人在就医过程中的一小部分环节。当然，即使是前进一小步，也值得我们为之全力以赴。

"便民就医"是一个系统工程，需要大家一起共同努力，最终实现全民便民就医。

汪道远

AME出版社社长

序（一）

首先，祝贺我院胸外科李辉主任主编的《北京朝阳医院胸外科便民就医指引》出版发行。

首都医科大学附属北京朝阳医院是一家集医、教、研一体发展的大型综合医院，现有床位1 900多张，职工4 200多人，年门诊量390余万人次。医院拥有一个国家重点学科——呼吸与危重症医学科，同时还拥有重症医学科、麻醉科、心血管内科等8个国家临床重点专科。

作为北京第一批公立医院改革试点单位，北京朝阳医院近年来在医药分开、法人治理、医保付费机制的改革、薪酬分配制度的改革和医疗服务模式创新的改革等方面取得了显著的成绩。

医改的本质就是要惠民便民。这本《北京朝阳医院胸外科便民就医指引》也正是顺应了新医改的大气候。通过此书，患者及家属可以更好地了解在北京朝阳医院就医的全过程，包括门诊挂号攻略、办理住院手续的流程、住院教育、手术方式介绍、出院后紧急情况的处理等实用内容。同时也可以通过此书进一步了解胸外科医护团队和其他患者的就医体会，促进医患沟通。

2018年，北京朝阳医院迎来建院60周年。希望胸外科继续努力，在为人民健康服务作出贡献的同时，以专科专病为特色，以科研创新为动力，做好学科建设。也希望此书能为患者就医带来方便，成为惠民便民理念的新载体。

（封国生）

首都医科大学附属北京朝阳医院理事长

序（二）

得知《北京朝阳医院胸外科便民就医指引》即将出版，甚是欣喜。

目前市面上的患者读物其实并不少见，但多是围绕疾病本身，对于老百姓就医面临的实际问题与真正关心的问题涉足较少。有些患者可能连一些最基本的问题都不甚明了，比如看门诊时需要携带哪些资料、为什么要做某一项检查等。

此书可谓"麻雀虽小，五脏俱全"，它不仅包括疾病科普等这些常规内容，还包含了门诊挂号攻略、患者常见问题汇总、办理住院手续的流程、出院后紧急情况的处理、患者治疗感受和体验、病友间常见沟通联络方式等内容，这些都是患者最关心、最迫切需要的信息。

整本书语言通俗易懂，可说是一本真正从患者的角度出发、全面而富有人情味的就医指导。管中窥豹，可见本书主编李辉教授及整个朝阳医院胸外科医护人员之情怀。当下，医疗领域人工智能技术迅速发展，很多重复性高的工作已经可以被人工智能所取代，然而，医学的人文温度却是其始终无法替代的东西。

李辉教授是我国著名的胸外科专家，无论是在医学知识的广度上，还是在专业造诣的深度上，都很有成就。他主编出版了多部胸外科专著、在国内外专业杂志发表了许多高水平的学术论文、主持和参与了多项与胸外科专业相关的专家共识的制定，在业内享有很高的声誉和知名度。今天，李辉教授主编的《北京朝阳医院胸外科便民就医指引》，又从一个新的视角展现了他的学识与情怀。

衷心祝愿这本书能够成为指导患者就医的一盏明灯、一座沟通医生与患者的桥梁，同时，希望这个系列图书能够成为解决老百姓看病难、看病累问题的一大利器。未来，愿更多的医院与科室参与到这一系列图书的出版工作中来，让这一系列图书能够一直延续下去。

（张逊）

中国医师协会胸外科医师分会名誉会长
天津市胸科医院胸外科主任

序（三）

2017年年末的一个下午，我接到AME出版社汪道远社长的电话，他兴奋地告诉我，他在机场书店看到一本《咖啡馆漫游指南》，突发奇想，决定出版一套《便民就医指引——名院名科系列丛书》，然后直截了当地问我：有没有兴趣和胆量做一个探索者？我未加思索，非常爽快地答应了他。因为我相信汪社长的灵感和直觉，虽然这本书还没有出版，甚至当时连大纲都还没有编写，但在我心里，书未出，局已定，而且必定是胜局，是双赢局。

绝大多数人一生至少会经历两次住院，一次是生命的诞生，一次是生命的终结。但是我敢肯定地说，几乎不会有人这么幸运，只经历这两次。人的一生或多或少、或轻或重都会与疾病相伴，有了病必然要和医院打交道。这也注定了医院与人的生命紧紧联系在一起。如果我说医院是个神圣的地方，医护是个神圣的职业，一定会有人反对说"别往自己脸上贴金了"。但静下心想一想，如果承认生命是神圣的，难道救治生命的地方就不应该神圣吗？救治生命的职业就不是神圣的吗？

既然人的一生与医院有这么紧密的联系，那我们就有责任和义务为患者创造平坦的就医道路、愉快的就医经历和满意的就医体验，此书的初衷也就源于此。全书共包括7个部分，分别是团队展示、门诊教育、住院教育、住院治疗流程及临床常见问题解答、出院教育、患者心声和典型病例分享。我们试图对患者第一次踏入门诊到住院治疗、接受手术以及出院后随诊的就医全流程做尽可能详尽的介绍，也对一些胸外科常见疾病和手术方式做了科普宣传，希望能对患者和家属的就医有所帮助。同时，我们也为本书增添了一些带有人性温度的内容，例如团队成员介绍、医者风采、患者心声，希望通过这些增进医患之间的了解和沟通。

在此书付梓之际，我要感谢我的医护团队成员的大力支持和倾力帮助，短短的三个月期间就高效地完成了书稿编写工作。其次，我还要感谢AME出版社汪道远社长的精心策划和北京办事处几位勤奋敬业、踏实能干的才女的辛勤付出。

最后，我衷心希望本书的出版能为广大患者及家属提供一些就医的帮助，也祝愿所有患者早日康复、身体健康。

（李辉）

首都医科大学附属北京朝阳医院胸外科主任

目 录

第一部分
团队展示

第一章　科室简介

1　科室发展

　　首都医科大学附属北京朝阳医院（以下简称北京朝阳医院）胸外科创建至今已30余年，先后在王佩珦教授、叶博善教授、侯生才教授和李辉教授领导下，风雨兼程，不断进取。经过几代人的努力，胸外科从诊疗水平到教学科研，都发生了翻天覆地的变化。2000年，侯生才教授始任胸外科主任，后兼任北京朝阳医院副院长。在短短几年时间内，北京朝阳医院胸外科病床数、住院患者数和手术量明显增加。胸外科依托于北京市呼吸疾病研究所，无论是在肺癌及其他胸部恶性肿瘤，还是在晚期肺良性疾病的外科治疗方面，均有了长足的进步。2004年起，李辉教授接手主持胸外科工作，在临床诊疗持续迅猛发展的同时，科室科研教学水平以及国内外认知度也获得了质的飞跃。

　　近20年来，北京朝阳医院胸外科从最初的10余张病床发展至今东西两院区共60余张住院床位，年门诊量过万，年收治患者2 000余人，年手术量1 000余例。胸外科配合医院医联体建设，帮助北京及外地多省市医疗机构进行医疗协作、帮扶及参与会诊、手术，每年完成院外会诊数百次，会诊手术数百台（图1-1）。

2　医疗特色

　　在规模不断扩大的同时，北京朝阳医院胸外科依托于北京市呼吸疾病研究所，通过与呼吸与危重症医学科、急诊科等多个国家重点科室的协作，逐渐形成了以诊治胸部肿瘤、终末期肺疾病及胸外科危重症救治为核心的体系和医疗特色。

　　（1）近20年来，随着肺癌发病率的不断上升，

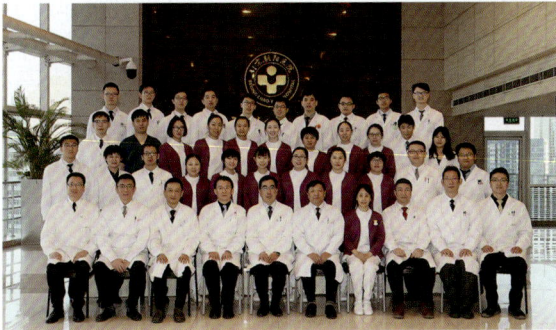

图1-1　北京朝阳医院胸外科医护人员合影

以肺癌早期诊治、外科治疗为主的综合治疗、多学科协作治疗等得到长足的发展。作为国家肺癌联盟和首都医科大学肺癌诊疗中心的副主任委员单位，北京朝阳医院胸外科在肺癌外科领域达到国内领先水平，推动了我国肺癌外科的发展。特别是本科室的肺小结节门诊吸引了大量慕名前来求医的患者。本科室通过精准的术前诊断、微创手术以及术后康复指导，为肺小结节患者提供了全方位的诊疗服务。

（2）在终末期肺疾病方面，胸外科室在北京乃至全国最早构建了呼吸疾病多学科协作的模式，成功开展和推广了肺减容术和肺移植等手术，引领国内该领域的发展。

（3）10余年来，随着微创外科的蓬勃发展，北京朝阳医院胸外科在国内较早地引入微创外科和加速康复外科（ERAS）的理念。现微创手术几乎覆盖了全部胸外科疾病门类，微创手术量占全部手术的60%~80%，极大程度地减轻了患者术后的痛苦，患者术后住院时间从原来的10余天逐步缩短到目前的平均4天。

（4）可能由于地理和人文因素所致（图1-2），北京朝阳医院胸外科经常收治复杂、疑难、危重的患者，由此也逐渐形成了病种多样、诊治手段多元、擅长危重疑难疾病诊治的科室特色。

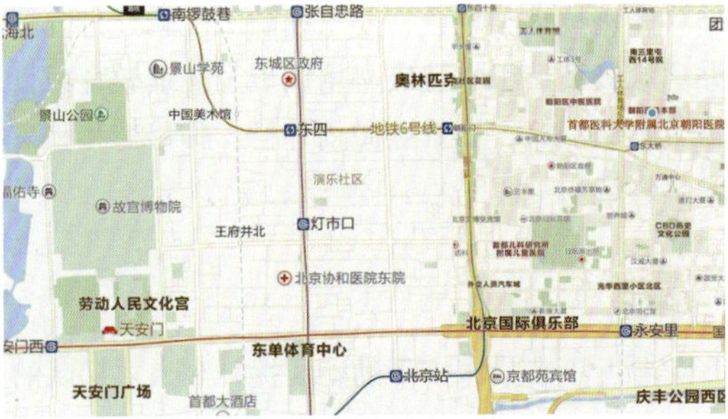

图1-2 北京朝阳医院本部

本部位于北京市中央商务区（CBD）核心区，地理位置优越，处于东二环和东三环之间，距北京站6.6 km，距北京西站16 km，距首都机场3号航站楼24 km，交通方便，有多路公交线路及地铁6号线直达

3 教学、科研及国际交流

3.1 教学

10余年来，北京朝阳医院胸外科不仅仅满足于临床诊治水平的提高，还在教学和科研等方面同步发展，将北京朝阳医院胸外科逐步打造成为医、教、研一体的一流专业团队。在医学教育方面，北京朝阳医院胸外科现已成为研究生等专业人才的培养基地，目前有博士学位点和硕士学位点，累计毕业研究生近百人。作为国家级胸外科住院医师培训基地，北京朝阳医院胸外科每年接收大量轮转住院医生，同时完成了大量来自国内外医学生的实习和培训任务，为北京市乃至多省市输送了大批青年医学人才。此外，为推广

胸外科先进技术和理念，北京朝阳医院胸外科曾多次举办国家级及市级学习班、培训班及继续教育项目，涵盖了肺癌治疗、食管癌微创外科、肺移植和肺减容手术等领域。

3.2 科研

随着近年来临床水平的不断提升和人才梯队的建设，北京朝阳医院胸外科的医学科研水平也得到了长足的发展。在李辉教授的领导下，科室建立了自己的临床数据库和生物标本库，并在此基础上构建了临床和基础结合，科研成果和人才培养结合的科研体系；科室每年产出被SCI收录及中文核心期刊收录的文献数十篇。

目前科室承担国家级、省部级、局级、校级等多项科研课题。包括国家自然科学基金面上项目两项、北京市自然科学基金面上项目一项、北京市医院管理局"扬帆计划"临床技术创新项目一项、首都医科大学研究基金三项、北京朝阳医院"1351人才培养计划"一人；科研经费近200万元；独立完成国家自然科学基金项目、北京市自然科学基金项目和其他市级、局级课题多项；主导或主要参与了国内外多项多中心临床研究，在国内外学术会议承担大会发言和壁报交流多次，在国际和国内胸外科学界展示了自己的成绩（图1-3）。

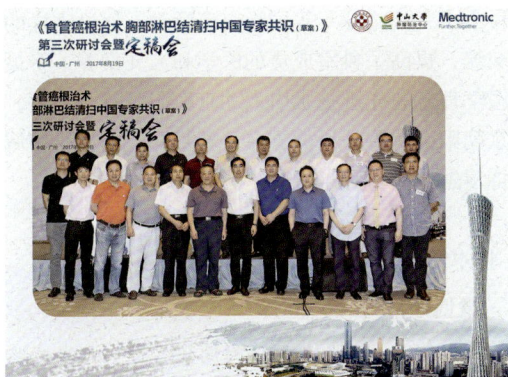

图1-3　李辉主任（前排左6）牵头制定《食管癌根治术胸部淋
巴结清扫中国专家共识》

3.3　国际国内交流

为开阔视野、学习国际先进技术和经验，北京朝
阳医院胸外科近年来通过"走出去"和"请进来"的
方式加强了与国内外同行的交流学习。一方面，科室
每年多次选派人员外出学习交流，包括参加国内外学
术会议；赴国内相关领域高水平的医院观摩，与业内
同行面对面交流；每年选派人员出国进修学习等。另
一方面，科室多次邀请国内外高水平同行来北京朝阳
医院胸外科进行参观交流，其中不乏欧美和全球胸外
科知名专家学者。例如，2015年6月19日胸外科举办了
"单孔胸腔镜肺叶切除术国际大师北京行"；2018年
3月15日举办了"北京朝阳医院—杜克大学医学中心胸

外科学术交流论坛"等国际交流活动。通过这样的学习交流，提高了科室成员的医学和人文素养，将最新的医学理念和先进技术引入北京朝阳医院胸外科，使北京朝阳医院胸外科能够在日新月异的胸外科领域里保持领先水平（图1-4）。

4 技术特色

4.1 微创外科

北京朝阳医院胸外科历经多年发展，逐渐成为特色鲜明、技术力量雄厚的胸外科专科。目前，北京朝阳医院胸外科以胸部疾病的微创手术治疗为特色。

北京朝阳医院胸外科为国内率先开展胸腔镜下微创手术治疗肺癌、食管癌、纵隔肿瘤、气胸等胸部疾病的科室之一。每年完成微创胸外科手术千余例，均取得良好的手术效果，且无严重手术并发症的发生，无论手术例数、手术效果均达到国内领先水平。除此

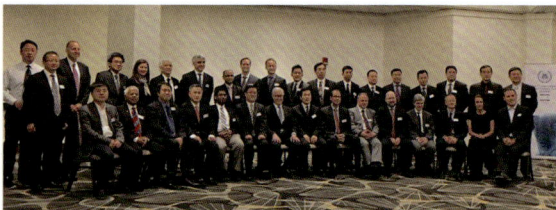

图1-4 2016年，李辉主任（二排右8）参加由AME出版社主办的美国胸外科学会（AATS）和欧洲胸外科医师协会（ESTS）的联合会议

之外，食管癌、肺癌患者术前需进行气管镜、超声支气管镜（EBUS）、内镜等微创检查的均可在住院期间进行，不需门诊预约排队，且全部在无痛状态下进行，不仅减少了患者等待的时间，还大大减少了患者的痛苦。

4.2　肺癌

近年来，肺癌已经成为我国发病率及病死率最高的恶性肿瘤。随着胸部高分辨率CT的普及，越来越多的肺癌在早期就被发现，因此早诊断和早治疗使得肺癌不再是发现即晚期的不治之症。

伴随越来越多的肺小结节和肺部磨玻璃影（GGO）被发现，北京朝阳医院胸外科门诊开设了"李辉教授肺小结节及胸部复杂疑难疾病诊疗知名专家团队门诊"和"肺小结节专病门诊"（图1-5），

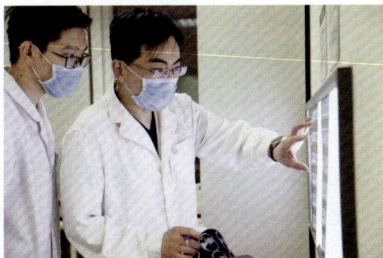

图1-5　北京朝阳医院胸外科开设肺小结节专病门诊，图为李辉主任（右）出诊

帮助患者答疑解惑，并筛选出早期肺癌患者尽早进行微创手术治疗，每年到这两个门诊就诊的肺小结节患者有数千人。经统计，经北京朝阳医院胸外科诊疗的早期肺癌患者术后5年生存率接近100%。

科室为全国较早开展胸腔镜肺手术的科室之一，目前微创胸腔镜手术占全部手术的80%以上，每年完成700余例胸腔镜下肺叶、肺段切除手术。科室医生技术过硬，手术时间短，患者术后并发症少，胸腔镜肺手术水平居于全国领先水平。

近年来，科室精益求精，在胸腔镜微创手术基础上开展了单操作孔胸腔镜下肺癌切除手术，在保证手术安全、伤口引流通畅的情况下将微创做到了极致，进一步减少了患者的创伤，减轻了术后疼痛，术后平均3天拔除引流管并出院，获得了患者一致好评。在早期肺癌胸腔镜手术治疗精益求精的同时，北京朝阳医院胸外科也没有忽视对高难度中央型肺癌的诊治，这类肺癌病变邻近大气道及大血管，手术过程中稍有不慎就会出现危及生命的出血及损伤，北京朝阳医院胸外科从建科以来诊治了大量中央型肺癌患者，手术技术一脉相承，挽救了大量患者生命，每年完成高难度中央型肺癌手术百余台，大量被其他医院判定只能通过放疗、化疗维持治疗的患者来北京朝阳医院胸外科就诊并在手术后获得了"新生"。

4.3　食管癌

食管是连接口咽与胃肠道的器官，从人体消化过程来讲称得上是消化道之首，其重要作用不言而喻。我国是全球食管癌发病率和病死率较高的国家之一。

手术治疗是食管癌治疗中最重要的一环，随着临床技术的突飞猛进，我国的食管癌外科治疗水平也在不断提高，北京朝阳医院胸外科在全国范围内较早开展了微创腔镜食管癌根治手术。如今，科室每年完成微创食管癌根治手术百余台。相较于传统食管癌手术，微创食管癌手术可以达到相同的手术效果，却明显减轻了手术创伤及术后疼痛，患者术后第1天可下床活动，1周即可经口进食并出院回家休养。特别是李辉主任于全国率先开展经口置入钉砧进行胃食管胸内吻合的新技术，大大简化了手术操作，并安全可靠，做到了真正意义上的全腔镜食管切除胃食管吻合术。

4.4　肺移植手术

肺移植手术是目前治疗终末期肺疾病可选择的唯一有效方法，主要针对的疾病包括：慢性阻塞性肺疾病（COPD），特发性肺间质纤维化（IPF），肺囊性纤维化，α-1抗胰蛋白酶缺乏，特发性肺动脉高压，结节病，肺淋巴管肌瘤病等。

北京朝阳医院胸外科自2005年开展第一例肺移植手术以来，已完成单、双肺移植手术50余例，术后并发症发生率低，3年生存率较高，术后患者生活质量明显提高，其中科室完成的第一例肺移植患者已正常生活10余年，不仅回归社会，还能完成一定的体力劳动。目前科室已建立完整的肺移植治疗团队，供体的术前评估，手术中的精细操作，术后患者监护支持治疗，以及患者出院后的随诊，均有专家专人负责，为患者的康复及回归社会保驾护航。秉承着精益求精的原则，科室每年都选派医生赴美学习更先进的肺移植技术与理念，以更好地服务于肺移植患者。

4.5　肺减容手术

慢性阻塞性肺疾病（COPD）是一种常见的呼吸系统疾病，内科治疗通常为药物、吸氧等对症支持治疗，效果不理想。肺减容手术是指通过切除肺气肿组织治疗COPD的一种方法，它可以有效提高患者肺功能，减轻患者憋气、活动耐量减低等不适。

北京朝阳医院胸外科已开展肺减容手术10余年，完成手术数百例，手术效果良好，术后并发症发生率低，居于全国领先水平。值得一提的是，肺减容手术还可以作为一种为肺移植赢得时间的方法。众所周知，我国肺移植供体缺乏，许多患者在等待肺移植过程中因为病情进展死亡，肺减容手术可使某些终末期COPD患者的病情得到缓解，为日后的肺移植手术赢得时间，同时肺减容手术还可为移植手术的顺利实施创造更好的条件，减少围手术期并发症的发生率。

4.6　气胸的微创治疗

自发性气胸是临床常见的急症，好发于青年人，其中肺大泡破裂是最常见的病因，胸腔镜肺大泡切除+胸膜固定术已经成为治疗自发性气胸的常规术式。

北京朝阳医院胸外科近年来完成气胸手术千余例，手术效果好，患者术后恢复快，复发率极低。针对自发性气胸好发人群，北京朝阳医院胸外科进行了广泛的病因学研究，成果发表于国内外知名医学杂志，居于世界领先水平。不仅如此，北京朝阳医院胸外科与急诊科协作，开通了自发性气胸诊疗绿色通道，自发性气胸患者可以得到更加及时有效的诊治，患者可以在发病当天入院，当天进行手术治疗，术后2~3天出院。气胸患者多为青少年，课业负担较重，开通气胸诊治绿色通道以来，大量青少年患者得到及时诊治，快速康复出院，回归课堂，得到了患者及家长的一致好评。

4.7　纵隔肿瘤

纵隔肿瘤是胸外科常见疾病，包括胸腺瘤、胸内甲状腺肿、支气管囊肿、皮样囊肿、畸胎瘤、神经源性肿瘤，等等。良性肿瘤居多，手术治疗效果好。北京朝阳医院胸外科以人工气胸下胸腔镜纵隔肿瘤切除为特色，术中操作便捷，手术时间短，患者术后疼痛大大减轻，恢复快，达到了良好的治疗效果。

4.8　支气管扩张

支气管扩张是由于支气管及其周围肺组织慢性化脓性炎症和纤维化，导致支气管变形及持久扩张。典型的症状有慢性咳嗽、咳大量脓痰和反复咯血。内科保守治疗效果差，多数需要外科手术治疗。其中，支气管扩张导致的大咯血是胸外科常见急症，近年来北京朝阳医院胸外科接诊了大量支气管扩张合并咯血患者，科室诊疗经验丰富，挽救了大量患者生命，累计行支气管扩张手术800余例。胸外科总结了支气管扩张合并咯血的诊治经验，形成了科室特色的诊疗流程，并发表在国内知名期刊，形成了指导性的意见，供同行们参阅，获得了各医院好评，促进了各个医院对于支气管扩张诊疗水平的提高。

4.9　其他胸外科疾病的治疗

北京朝阳医院胸外科自建科以来，病种的收治以多元化为特色，海纳百川，各类手术无一不精，无技术短板。其中，肺结核、肺曲霉菌病等肺良性疾病的手术治疗已成为内科保守治疗无效后的不二之选。胸腔镜下肺活检术已成为疑难肺疾病诊断的最有效手段，为患者明确诊断、指导治疗的同时又大大降低了手术创伤，避免了开胸肺活检对身体的伤害，术后的快速恢复又为进一步的内科治疗提供保障。

4.10 新诊疗技术

对现有诊疗手段精益求精的同时，北京朝阳医院胸外科与时俱进，结合医疗器材以及科技的发展，逐渐开展了肺肿瘤的射频消融术、肺结节激光切除术等手术方式，为广大患者提供了更多的选择以及更微创的治疗（图1-6）。

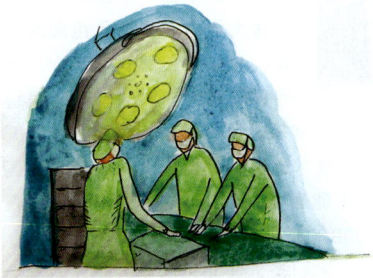

图1-6 朝阳医院胸外科软硬件兼备

（游宾 陈硕）

第二章　名医实录

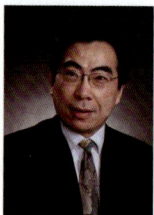

李辉，北京朝阳医院胸外科学科带头人，主任医师，教授，博士研究生导师，胸外科主任，1989年7月赴爱尔兰都柏林大学三一学院外科系学习并获医学博士学位。目前承担国家自然科学基金、北京市自然科学基金、首都医学发展科研基金在内的多项国家级及省部级科研课题；1998年获全军科学技术进步二等奖一项，2003年获全军科学技术进步一等奖一项，2002年获国家卫生部（现国家卫生健康委员会）颁发的吴阶平–杨森医学药学研究奖，2008年获得国家科学技术进步二等奖。同时担任大量重要的学术职务，任北京医学会胸外科学会副主任委员、美国胸外科学会（AATS）会员、美国胸外科医师学会（STS）会员、欧洲胸外科医师协会（ESTS）会员、国际心肺移植协会（ISHLT）会员、国际肺癌研究协会（IASLC）会员等；还兼任 *Journal of Thoracic Disease*、*Chinese Journal of Cancer Research*、*Thoracic Cancer*、*Chinese Medical Journal*、《中华外科杂志》《中华胸

心血管外科杂志》《中国胸心血管外科临床杂志》《中华肿瘤杂志》《中华全科医师杂志》《中国肺癌杂志》《肿瘤研究与临床》等杂志编委。发表临床及基础SCI文章40余篇，以主编、副主编身份出版或主译专著10余部，并于2017年主持起草了《食管癌根治术胸部淋巴结清扫中国专家共识》和《胸部恶性肿瘤围术期静脉血栓栓塞症预防中国专家共识》。

李辉：一手拿刀一手握笔的三好医生

美学家张世英说："人生四种境界——欲求境界、求知境界、道德境界和审美境界，其中审美为最高境界。"

所谓审美境界，核心就是美。

这也是首都医科大学附属北京朝阳医院胸外科主任李辉的追求。

他自幼喜爱绘画，尤其偏爱建筑美学，对线条、空间的亲近感使他手绘的手术图谱总能让人惊艳，给自己写的书配插图更是不在话下。

他深知鼓励教育的重要性，很少在大家面前发火的他用实际行动影响着别人，即使是读书会也会亲自设计调查问卷来了解大家的想法。

他虽不是基督教徒，但在爱尔兰的求学经历使得他常用圣经中的话来鞭策和提醒自己——凡事包容、凡事相信、凡事盼望、凡事忍耐。

李辉用自己30多年的从医经历，实力诠释了一名胸外科医生如何将最高境界"审美"渗透到欲求、求知、道德境界中，并依次进行了升华。（图2-1）

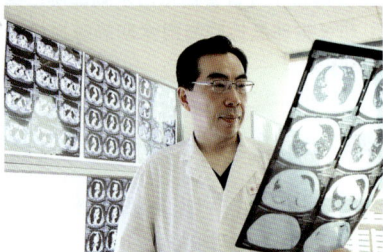

图2-1　李辉医生

【好医生】

"如果有一天不当主任了，甚至退休了、不当医生了，希望别人给您的评价是什么？"

"好医生，足矣。"

- 01 -

从2004年来到北京朝阳医院胸外科当主任开始，李辉带领这个团队已经14年了。

"说起来还是跟朝阳医院有缘分。1982年实习就是在这儿；1984年作为首都医科大学优秀毕业生个人选择留在这里；1989年出国，回国后又辗转换了几个地方，兜兜转转，还是回来了。"

从病床数只有现在一半开始起步，到逐步完善人才梯队建设，直至现在年手术量千余例，李辉深感北京朝阳医院作为综合医院的特色所在，以及自己身上的重任。

北京朝阳医院因地理位置特殊，胸外科接诊的病种丰富，涉及器官从肺、食管、纵隔到气管，疾病种类也涵盖食管癌、纵隔肿瘤、肺癌及各类良性疾病和少见疑难病例等，与此对应，手术类型也比较全面。以肺疾病为例，从对早期肺癌的胸腔镜肺段切除，到晚期终末期患者的肺减容、肺移植手术，针对各个期别的手术都会涉及。

"另外，我们也经常面临比较有挑战性的急诊手术。"

李辉记得，2015年最后一天，本来大家都准备下班迎接新年了，突然接到通知说有急诊患者需要会诊。那是一位主支气管肿瘤患者，之前有气短、气喘症状，但患者自己一直误以为是哮喘，直到病情加重才来就诊。

这类患者病情危重、有绝对手术适应证，需要紧急手术处理；但同时，手术面临的挑战也比较大。经常会出现肿瘤堵塞气管直径的2/3甚至3/4，允许通气的空间非常小，患者极易发生窒息。而且，手术过程中一旦气管痉挛，痰液造成窒息的情况也随时可能出现。因为是主支气管手术，手术过程中患者无法自主呼吸，需要体外膜肺氧合（ECMO）支持，因此对术者、麻醉师都有比较高的要求。术中任何一个不小心，哪怕是一小块儿肿瘤组织脱落掉入支气管内都有可能会造成不可挽回的后果。

从下午全院会诊到晚上21:00手术开始，再到新年第一天凌晨1:00手术成功，整个手术过程实现了真正意义上的跨年。患者获得了久违的通畅感，效果立竿见影。从主刀医生李辉到整个团队，虽然大家体力上消耗非常大，但从中获得的满足感和成就感更大。

"作为外科医生的幸福感在这一刻尤为强烈。"李辉说。

- 02 -

在北京朝阳医院胸外科工作已经23年的刘护士长，至今仍然记得李辉手术后自己默默写手术记录、画手术图谱的场景。

"他那时刚毕业，最多是看看手术、拉拉钩。但每次手术后，都能看见他在一张空白的纸上，从切皮到最后缝合，一步步、一点点回忆、记录、画下来，看着那些手术记录和图谱（图2-2），真是一种享受。到今天，我还是会经常拿他的例子来告诫年轻护士们，爱总结、爱思考是多么可贵的品质，日积月累，时间是看得见的。"

李辉说，因为自幼喜爱绘画，他对线条、空间

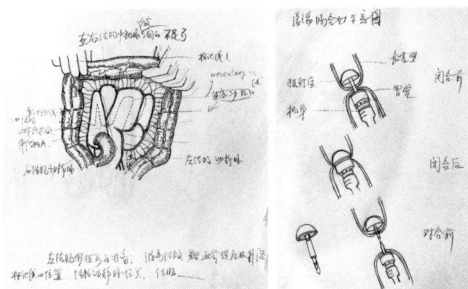

图2-2　李辉所画手术图谱

感、透视感有着一种自然的亲近感。"并不是为了画而画，在画那些手术图谱的过程中，我常常将笔下的平面图延展成三维空间，想想如果是我做手术，会怎么做？"

虽然现在不再每次画手术图谱了，但每天进行总结仍然是李辉多年以来的习惯。从2007年开始，他每年都会准备一个笔记本，用于记录每天的工作，但更多的是借此进行总结和思考，到今年刚好已经11本了。而且，这里有一个细节：这11本笔记本（图2-3）被他收在离办公桌最近的抽屉里，而不是更远一些的书柜里。

说到对近年来中国胸外科发展的总结和思考，李辉感慨：各种新技术层出不穷，年手术量上千例的医院和中心不在少数；但医学的进步，学科的发展，带来的应该是患者的获益，而不是单纯强调技术的进步

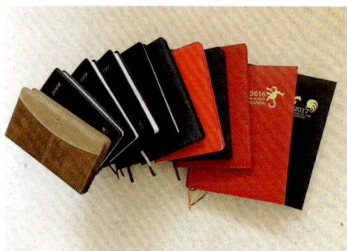

图2-3 11本笔记"全家福"

和手术量数字的增长，"唯技术论"和"唯数字论"都不应是我们追求的方向。

　　他举了第8版肺癌TNM分期系统中N分期的例子。新N分期定义建立在38 910例临床分期和31 426例病理分期资料的基础上，日本分别贡献了其中的59.1%和74.7%的病例。但如果目睹日本医生如何在术中和术后处理淋巴结，就不难理解为什么他们的患者总数不多（粗略估算，我国肺癌年手术量是日本的近50倍），却对国际肺癌分期做出了如此巨大的贡献。他们术前精确的影像学诊断、术中严格遵循淋巴结清扫规范（N2和部分N1）、术毕规范的淋巴结清检流程（N1）及详尽的记录值得我们学习。

　　"我一直觉得，勤奋和认真是成为一名好医生的最基本要求。我们应该做到：严于术前，精于术中，勤于术后。年轻医生尤其要注意，一个漂亮的手术不代表一个成功的手术，一个成功的手术不代表一个能使患者生存时间延长的手术。"

– 03 –

2016年5月底，第24届欧洲胸外科医师协会（ESTS）年会同期召开了国际静脉血栓栓塞症（VTE）工作组会议。李辉作为唯一一位来自中国的代表参与其中（图2-4）。

VTE是指静脉血栓栓塞症，包含着下肢深静脉血栓和肺动脉栓塞两种情况，是外科手术后最严重的并发症之一。李辉团队进行的一项单中心研究发现，胸外科手术后VTE的发生率高达13%。可以说，现在VTE在胸外科领域的受重视程度远远不够，目前只有少数医院将VTE防治作为必备项目贯穿于胸外科手术全程。

自从意识到这个重要的术后并发症，李辉的团队

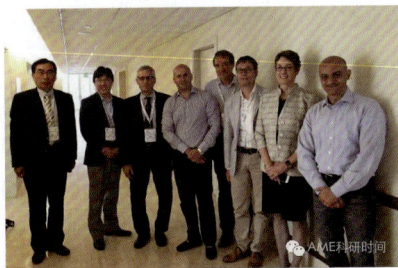

图2-4　2016年，李辉（左1）作为中国唯一代表参加国际胸外科静脉血栓工作组会议

这十几年来一直致力于VTE防治的科研和临床工作。为了拥有我们自己的数据，李辉组织全国10家医院启动了一项多中心研究，以提供我国胸外科手术后VTE的真实数据。他介绍，在ESTS发起的一项针对欧美和亚洲地区对胸外科医生的有史以来最大规模的问卷调查中，我国贡献了1 000多名胸外科医生完成的问卷，这将为接下来的全球多中心前瞻性临床研究、形成胸外科围手术期VTE防治指导意见打下良好基础。

作为业内公认的心胸血管外科领域的顶级学会，美国胸外科学会（AATS）于2017年迎来百年诞辰。在2017年AATS年会期间，李辉代表中国在VTE工作组会议上进行报告，重点介绍中国VTE防治的现状：这条防治之路还很长，我们做了什么，还有什么需要做？

正是基于这些年来在胸外科领域作出的努力和工作，李辉与赫捷院士一起于2016年当选为AATS会员，并在2017年AATS年会上接受正式授勋仪式。

心胸外科医生都知道，AATS对会员的审核要求是出了名的严格，虽然已成立百年，但全球会员数仅有1 200多名。AATS的要求是，对世界心胸外科发展作出积极贡献和卓越成绩的外科医生，经本人申请，由6位资深会员推荐（3位亲自写推荐信、另外3位通过E-mail和电话访谈，其中本国会员仅能有1名），再经过第一轮筛选和第二轮讨论，并通过投票选举后，才能被获准成为会员。

"这也算是对从医30多年来的一个鼓励吧。今后我希望与其他几位已加入AATS的中国医生一起，把我国胸外科的工作更好地推向国际，同时借AATS新会员的身份，学习和借鉴国际胸外科同行们的优秀成果。"（图2-5）

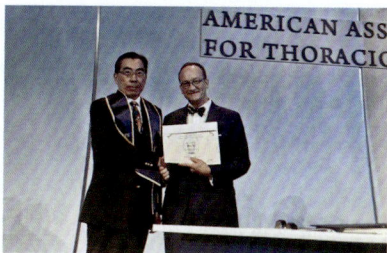

图2-5 李辉在2017年AATS年会上被正式授勋成为AATS会员

【好老师】

"最喜欢大家叫您什么？"

"老师。"

"为什么？"

"跟主任、老板、老大比，我还是更喜欢老师这个称呼。这无关年龄和职位，对我来说是非常大的认可。"

- 01 -

　　虽然在医学与建筑学之间选择了前者，但对于刚接触医学课程的李辉来说，那时的自己仍然处于对职业生涯认知的迷茫中。直到正式进入临床课程，第一次受到了老师的表扬，他对医生这份职业才有了更深的认识，更让他意识到了鼓励教育的重要性。"当时感觉仿佛被打通了任督二脉，老师的一句鼓励给了我很大的勇气和信心。这也是为什么这些年来我很少在学生和同事面前发火的主要原因。"

　　对于这一点，科里从学生到资深医生，从年轻护士到护士长，经过认真回想后都给了一致的答案："的确，还真很少见他在科里当着大家面儿对谁发火，就连批评谁他也从不点名，虽然大家心里也都猜到了他在说谁。"

　　已经在朝阳医院胸外科工作18年的傅医生，至今对9年前李辉帮自己改的一篇稿件仍记忆犹新。他回忆："当时有篇文章想请李主任给点儿指导意见，因为工作繁忙，也没顾上仔细校对，甚至连错别字也没来得及改就给了他。结果他只改了23个标点。"

　　这件事给了傅医生很大的触动。这种无声却有力的回答，给了他有声又有效的批评，"真是比直接面对面批一顿还让自己惭愧"。从那次之后，傅医生交给李辉的东西总是看了又看、改了又改，不敢再疏忽。

- 02 -

在学生李辉眼里，时任朝阳医院大内科主任翁心植教授的每次查房都是一次难得的学习和提高机会。

"翁老师常说，临床上，大家最爱犯两个思维方式上的错误，一个是惯性思维，多想的是教科书上这么讲的，会习惯性地往这儿靠；另一个是批判思维，碰到一些疾病症状时老往罕见病上想，很多时候会忽略一些基本的知识。"翁老的这些话李辉一直记在心里。

在每周五科里例行晨间查房上（图2-6），当最后讨论结果是手术时，他会补充：其实条件允许了可以考虑立体导向放射外科（SABR），近期关于SABR发表了三篇重要文章，值得我们学习；对于新技术不要一味地否定，要学会拥抱新变化。而当大家一致认为可以不用手术时，他会谨慎地提醒：要注意严密观察，以免病情随时出现变化。

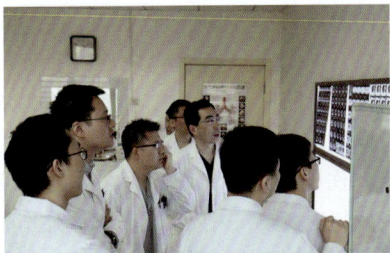

图2-6　周五早晨6:50的科室晨间查房场景

此外，他平时很注重临床思维的培养。他经常跟学生说，我们看一篇文献，治一例患者，不仅是看文献和治病本身，要学会从中寻找背后隐藏的思维方式：为什么这篇文章采取的是这种研究方法？为什么这例患者容易发生这种并发症？

曾是李辉的研究生、现留在北京朝阳医院胸外科工作的赵医生说了一个细节：当他还是李老师学生时，李老师更多的是给他教导和引导；但当他的身份转变为科里的医生后，明显感觉李老师对自己的要求更高了，也严厉了许多。

对此，李辉的回答是："患者面前无小事。"

- 03 -

李辉目前还担任着首都医科大学本科生和研究生课程中的两门课程——"医学沟通学"和"胸外伤"的授课老师。

曾经听过他讲课的学生们不约而同地提到，他讲的课令人印象深刻。"很有人格魅力，想想跟着这样有趣的人学习应该是一件值得庆幸的事情。"在这些基本都是90后的孩子们眼中，他的课永远不会枯燥无味。

在胸外伤课开始前，李辉通常会放一段美国前总统里根被刺的视频，由此引出急诊胸外伤的话题。整个讲课过程也会围绕当时的情况与我们强调的处理方式是否一致展开。有时他甚至会从一开始就给个悬念，到最后再揭开谜底。作为李辉为数不多的"女弟子"，宋医生特别提到了他这种讲课方式带来的影响："会让人不由得心里想，要怎样做才能成为一位像李老师一样的医生呢？"

听到学生们这样的评价，李辉的语气里有了一丝自豪。

"因为我喜欢举例子啊，像沟通课上，我常举个丈母娘试探女婿经济实力的例子，她常通过问'怎么来的''从哪儿来的'了解对方是否有车、居住地如何等条件，来间接达到自己的目的。我们看病也是一样，你想知道患者家庭的经济条件能不能承受一些治疗，总不能直接问'你家有钱么'吧？"

李辉强调，门诊特别考验医生沟通的功力，他常带着学生出门诊，为的也是在实践中教导大家更好地理解沟通这门课（图2-7）。

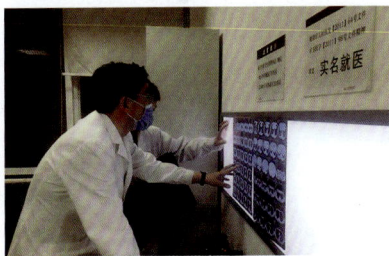

图2-7　李辉在门诊中

"患者进来，没说几句话，医生就该知道他（她）这次来的主要目的了。像上次门诊遇到的一位患者，我一个检查、一个药都没开，只是多解释了几句，最后患者高高兴兴地回家了。其实患者来门诊，就是带着对我们医者的信任来的，有时我们只是多倾听几句，或是多费点心思解答，患者都会无比满足。虽然结论一样，但多用点心，结果就不一样了。"

还有一点，李辉没说，但笔者认为也是他门诊气氛和谐的重要原因。

在一次跟访约两个小时的时间里，他接诊了17位患者，共说了67次"您"和19声"不客气"。

【好人】

"学生们毕业了都接着在胸外科工作么？"

"不是。有去麻醉科、肛肠科的，也有的出了医疗圈子。"

"最希望对他（她）们说点什么？"

"希望每个人都能做一个好人。无论做不做医生，做不做胸外科医生，做人比做学问更重要。"

- 01 -

1989年7月，李辉踏上了爱尔兰读博之旅。飞机落地后，他惊喜地发现，Hennessy教授竟然亲自来机场接他。他可是一位国际知名的食管外科大家、爱尔兰都柏林大学外科学系主任啊。导师接上他之后的第一件事，就是带他来到一个教堂参加祷告仪式。人们对天主教和圣经的敬畏，以及导师的真诚宽厚成为印刻在李辉心中的爱尔兰第一印象（图2-8）。

"爱尔兰是个信天主教的国家，人们非常善良、亲和。虽然我不信教，但那些年的求学经历、爱尔兰人民的优秀品质，还是深深地影响了我。例如，守时。"

科里的医生护士们都知道，李辉有几个时间点是雷打不动的——6:30、7:45、6:50，分别是他每天到办

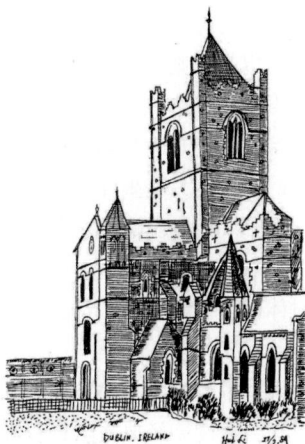

图2-8　1989年李辉于爱尔兰求学期间钢笔画作

公室的时间、每天来到病房的时间及每周五科里例行晨间查房开始的时间。

"守时表达的是一种对别人的尊重。因为你迟到，实际上是在无形中占用了那些守时人的时间，其实也是对其他人的一种不尊重。"

- 02 -

李辉的微信头像是卡通人物"蜡笔小新"。问他原因，他说因为自己粗粗的眉毛跟小新还蛮像的，所以自己专门找的图片，他不喜欢麻烦别人。

对于他的亲力亲为，大家颇有体会。傅医生说，2008年搬到新楼来的时候，他连铺床单这样的小事儿都会亲自上阵，以身作则。2016年，为了让大家更清楚国内同行开展的工作，他亲自带队，在一年时间里，到三家医院进行了观摩学习。他认为，要了解其他胸外科同行的手术，只是坐在电脑前看视频的意义是很有限的。因为手术视频都是经过剪辑的"完美版"，而对于手术过程中遇到紧急问题时的处理、甚至患者手术时体位这样的细节，都必须亲临现场才能有更直接的体会。

为了提高大家各方面的能力，他想到了组织开展读书会，可以在会上读读经典文献，看看近期同行都发表了哪些不错的文章。他为此还亲自设计了一个问卷调查表，问题大到要不要举办、举办频率和时间，小到每个人一次讲多长时间、演讲语言、研究生是否参加，希望通过匿名投票这样民主的方式了解大家的真实想法。另外，他还想到利用读书会提高大家在众人面前演讲的能力。科里为此专门购置了一张讲桌，要求每位分享的医生都必须站在讲桌前，这样大家自然就会从着装到文献准备等各个方面都做更精心的准备了。

- 03 -

信息化时代，人们越来越少用笔来书写自己的想法，现在的手术记录也都是电子打印版了。

对此，李辉和刘护士长都表达了惋惜之情。

当问起赵医生对此是否表示遗憾时，他想了一会儿，回答说："年代不一样了，我们这一代的想法肯定也会发生一些变化。但艺术、哲学与医学在某种程度上说是相通的。我们不一定有机会去爱尔兰，也不一定能画出线条优美的教堂，但李老师说的话、做的事会一直影响着我们，我想这是一种精神上的传承。"

当问到李辉想对年轻的外科医生们说句什么的时候，他说他要好好想一想。

次日早上，笔者手机屏幕闪出一条信息提醒——

我给年轻外科医生的建议：诚实做人，认真做事；一手拿刀，一手握笔（图2-9）。

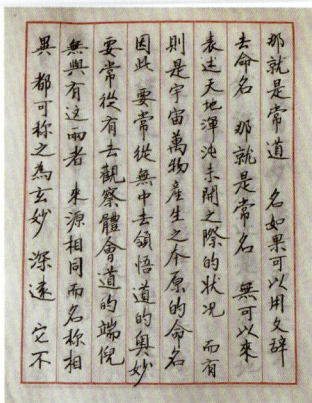

图2-9 李辉所书老子《道德经》译文

参考文章

[1] 李辉.读AJCC第八版肺癌分期系统引发的思考[J].中华外科杂志,2017,55(5):346-350.

采写编辑：廖莉莉，AME Publishing Company

第三章　团队风采

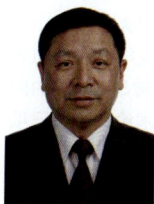

侯生才，教授，硕士研究生导师，曾任胸外科主任、胸外科教研室主任、医疗副院长、首都医科大学肺癌诊疗中心副主任。现任中国医师协会胸外科分会副会长、中国健康协会医院分会副主任委员、中国医院协会门急诊专业委员会常委、国际华人胸腔外科学会常委、中国医疗保健国际交流促进会胸外科分会常委、北京医师协会外科专家委员会常委、北京胸外科医师协会副主任委员、中华医学会北京分会胸外科专业委员会委员、器官移植委员会委员。从事胸外科医疗、教学、科研工作三十余年，具有丰富的临床经验，擅长肺癌、食管癌、纵隔肿瘤、慢性阻塞性肺疾病的诊断和治疗，尤其在肺癌、食管癌、肺移植、肺减容等手术技术方面颇有建树。在国家级医学核心期刊发表医学论文四十余篇。作为主编、副主编及编者，编写全国高等学校规划教材、研究生教材及医学专著8部，并主持参与国家级、北京市多项科研课题，荣获省市科技进步二、三等奖三项，现任朝阳区政协委员，荣获首都劳动奖章，北京市先进工作者，享受国务院政府特殊津贴。

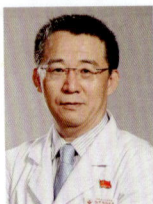

胡滨，副教授，科室副主任，主任医师，博士学位，硕士研究生导师，2004年赴美国华盛顿大学进修学习肺移植、肺减容技术；担任中国医师协会住院医师规范化培训评估专家、北京医师协会器官移植专科医师分会理事、《中国肺癌杂志》青年编委、中国医疗保健国际交流促进会胸外科分会委员，在研课题3项，累计发表SCI论文20余篇。

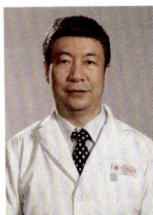

李彤，主任医师，副教授，博士学位，硕士研究生导师，于美国加州大学旧金山分校完成博士后训练，北京医学会胸心血管外科分会纵隔组成员；在被SCI收录的国内外专业杂志发表多篇学术论文，获三项专利，对于胸部疾病的诊治具有较高的水平。

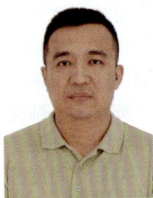

王洋，副教授，主任医师，博士学位，瑞典Uppsala大学心肺移植免疫耐受方面博士后，2010—2012年作为访问学者前往美国加州大学旧金山分校Jablons实验室从事肺腺癌分子生物学研究，目前为亚太呼吸病学会（APSR）、欧洲肿瘤内科学会（ESMO）会员；在研一项国家自然科学基金面上项目，北京市科委科研课题一项；发表SCI论文数篇，国家医学核心期刊等杂志发表医学论文二十余篇；从事胸外科医疗、教学、科研工作二十余年，具有丰富的临床经验。

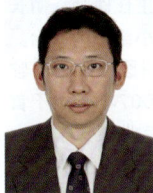

苗劲柏，副教授，主任医师，博士学位，硕士研究生导师，于美国华盛顿大学圣路易斯医学中心研修1年，中华医学会心胸外科分会成员、国际肿瘤免疫治疗学会会员；长期从事胸外科临床、科研、教学工作，承担及参与多项国家、省部级课题，发表多篇学术论文；在胸部疾病的外科治疗，包括慢性阻塞性肺疾病、支气管扩张、肺癌、食管癌、纵隔肿瘤等方面进行了较为系统的临床和科学研究。

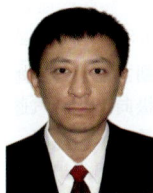

游宾，副主任医师，博士学位，美国加州大学旧金山分校博士后，北京医学会器官移植组青年委员，中国研究型医院学会胸外科专业委员会全国委员；在胸外科核心杂志及SCI杂志发表论文多篇，并参与编写胸外科教材多部；专业特长包括胸部良、恶性肿瘤的发病机制及治疗方法研究，胸部肿瘤手术治疗等。

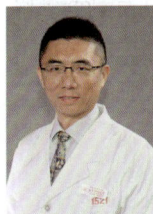

傅毅立，副主任医师，2006年于波士顿大学及哥伦比亚大学访学一年，参与多项合作研究课题及国自然课题，以第一作者在国内外专业杂志发表SCI及各类学术论文10余篇，在肺良性疾病、肺恶性肿瘤及食管恶性肿瘤的诊断以及微创手术方面经验丰富。

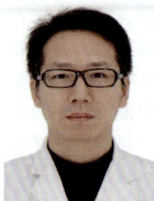

陈其瑞，胸外科博士，副主任医师。擅长胸部肿瘤的微创治疗，肺小结节的诊治。2004年毕业于山东省滨州医学院，获临床医学专业学士学位；2007年毕业于首都医科大学，获外科学专业硕士学位；2016年毕业于首都医科大学，获胸外科专业博士学位。2007年开始从事胸外科临床、科研以及教学工作。熟悉胸外科常见病、危重病和疑难病的诊治；擅长肺、食管及纵隔肿瘤的微创手术治疗；承担了首都医科大学见习生和实习生的带教工作；发表科研论文10余篇。

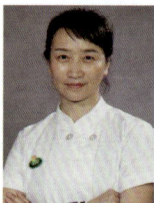

刘玉萍，胸外科护士长，副主任护师。她领导的护理团队是一支积极向上，朝气蓬勃的年轻队伍，80%以上具有本科学历，其中研究生1名。护理团队的16名护士负责45张床位的临床护理工作。在护理工作中，她们重视人文关怀，持续开展延续性护理服务。护理工作坚持"以人为本"的全人照护理念，开展护理人员"共情"教育，用耐心、爱心、责任心对待每一位住院患者。注重护理人员素质教育，聚焦内涵发展。护理人员定期分层培训专科知识，定期考核、不定期检查、反馈，使护理人员理论知识扎实，技能操作规范。近年来培养了2名专科护士，进一步拓展了护理专业的深度与广度，护理水平不断提升。

（刘毅）

北京朝阳医院胸外科
——"全能"胸外科修炼手册

它是众多三甲医院胸外科里的"全能选手"，所有普胸外科手术在这里几乎都可以开展；它是北京市3家能开展肺移植手术的单位之一，成功开展50余例肺移植手术；它完成了国内第一例全腔镜下的食管癌切除胃食管胸内吻合手术，目前80%以上手术都采用微创方式开展；它对诸多胸部良性疾病、肺小结节具备丰富的诊治经验，承担着整个北京东部地区胸部创伤的外科急救任务……

它，就是首都医科大学附属北京朝阳医院胸外科（以下简称朝阳胸外）。作为北京市呼吸疾病研究所（以下简称呼研所）的重要组成部分、医院的重点学科之一，2017年，朝阳胸外以9 000多人次挂号量，排名北京市属21家医院胸外科单科榜首（数据来源于2018年3月京医通最新发布的就医数据报告），每年完成较大型普胸外科手术1 000例以上。凭借胸外科强大的单科实力与医院雄厚的综合实力，许多疑难症患者在这里重获新生。

"作为医生，最重要的一点，就是要为患者提供应有的治疗。"

"患者找到我们这里，我们就有责任给他一个明确的治疗方向。"

"面对承受病痛的患者，我们不想放弃，只有继续往前走。这种责任感驱使我们不断努力，只是这样而已。"

来自五湖四海的医护人员聚集在这里，以自己的方式践行着希波克拉底誓言——我愿尽余之能力与判断力所及，遵守为病家谋利益之信条。

1 海纳百川——手术种类几乎覆盖所有普胸外科手术

朝阳胸外自建科以来，便以病种收治的多元化为特色，海纳百川，各类手术无一不精，几乎无技术短板。"不论是良性疾病，还是恶性疾病；不论是肺部、食管还是纵隔疾病；不论是早期还是终末期病变，我们都具备较强的综合治疗实力。"朝阳胸外主任李辉表示。目前，包括肺移植手术、肺减容手术、大气道肿瘤切除术、肺癌根治术、食管癌根治术、纵隔肿瘤切除术以及其他胸部良性疾病手术等在内，几乎全部普胸外科的手术，朝阳胸外都可以开展。

1.1 肺移植——北京市 3 家能做肺移植手术的医院之一，累计成功开展 50 余例肺移植手术

您是否能够理解"为了呼吸一口新鲜空气而费尽全身力气"的感觉？这就是老张在进行肺移植手术前的真实写照。

老张是一位有20多年吸烟史的慢性阻塞性肺疾病（COPD，以下简称慢阻肺）患者，刚开始断断续续出

现咳嗽、咯痰、憋气等症状，自己没太当回事，始终以气管炎进行治疗。随着憋气症状逐渐加重，且反复发生自发性气胸，2005年初到北京朝阳医院就诊时，他基本失去了日常活动能力。"那会儿我下床走不了几步就喘，上不来气，饭也吃不下，瘦成了皮包骨。医生说我的肺功能极差，已经维持不了多长时间了。"

此时，对于老张来说，肺移植是最后的"活路"。肺移植是目前治疗很多种终末期肺部疾病唯一有效的办法，然而，也是国际公认的所有器官移植手术中最难的一项。手术风险大，对技术要求高，术后排异反应强烈，易出现各种合并症，且极易感染，可谓是胸外科的"高岭之花"。

为了挽救更多终末期肺疾病患者，北京朝阳医院向这一高难度技术发起了挑战。自2000年便开始开展理论学习，实施动物实验，组建人员梯队；2004年，呼研所派出胸外科、呼吸科和麻醉科的精英人员赴美国巴恩斯-犹太医院（Barnes-Jewish Hospital）学习肺移植技术……

2005年8月16日，一切努力迎来了迸发的时刻。原胸外科主任侯生才、胸外科主任李辉以及副主任胡滨等人为老张施行了肺移植手术。手术过程十分顺利，在医护人员严密监测及护理下，老张顺利渡过了再灌注损伤关、感染关、急性排斥反应关等一个个难关，并于术后第2天脱离了呼吸机，第5天由监护病房返回普通病房。

自此，北京朝阳医院首例肺移植手术宣告成功，成为北京可以开展肺移植手术的3家医院之一，并于2007年获得原卫生部肺移植资质认证，2008年通过资质复审。2009年是北京朝阳医院肺移植工作飞速发展的一年，一年内成功完成14例肺移植手术，跃居当年全国同类手术成功完成量的第一名（图3-1）。

截至目前，北京朝阳医院累计成功开展肺移植手术50余例，建立了完整的肺移植团队。供体的术前评估、手术中的精细操作、术后患者监护支持治疗以及患者出院后的随诊，均有专家专人负责。北京朝阳医院的手术已经基本涵盖了所有术式，包括单肺移植、非体外循环下序贯式双侧单肺移植、体外循环下双肺移植、肺叶移植、肺移植+肺减容等，患者术后生存

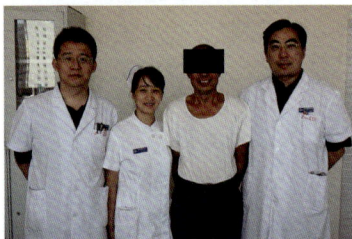

图3-1　患者与胸外科医护合影

患者老张与胸外科主任李辉（右1）、副主任胡滨（左1）、护士长刘玉萍（左2）的合影

率接近发达国家平均水平。

13年过去了，老张目前身体状况依然良好，不但生活能够自理，还能够干简单的农活，用他自己的话说，"简直就像换了一个人"。

据朝阳胸外副主任医师陈其瑞介绍，目前国内肺移植手术费用尚不在医保报销范畴内，花费较高且情况因人而异；不过，令人欣慰的是，术后患者需要长期服用的抗免疫排斥药物，目前已被列入医保报销范畴，解决了患者的后顾之忧。

那么，对于暂时等不到合适的肺源，或者身体条件无法承受肺移植的患者，怎么办？肺减容手术是另外一种选择，它并非根治性手术，但可缓解患者憋气等症状，有人形容该手术"能令时间倒转2~3年"。朝阳胸外自1998年开展肺减容手术至今，为数百例患者赢得了宝贵的时间，手术效果良好，患者术后并发症发生率低，居于全国领先水平。

2018年下半年，北京朝阳医院肺移植团队赴美国杜克大学医学中心进修，学习先进的肺移植技术和管理经验。可以期待，未来朝阳医院肺移植技术将会带来更多惊喜。

1.2　胸部肿瘤的微创治疗——国内最早开展全腔镜食管癌手术，目前80%以上手术采用微创方式进行

一台传统肺叶切除手术，切口长达20~30 cm，仅

皮肤缝合就多达30多针；而同样的手术，可以通过1~3个1~5 cm大小的操作孔完成，疗效相当，创伤小且恢复快。这么一对比，是不是感觉"手术"二字似乎没那么沉重了？

近20年来，由于电视辅助胸腔镜技术的出现，胸外科微创手术得以快速发展。有人说，"微创"是胸外科手术历史上的重大转折点，它改变了传统胸外科手术"开大刀、遭大罪"的特点，是"里程碑"一般的存在。

朝阳胸外是我国最早开展全腔镜食管癌手术（即腹腔镜游离胃+胸腔镜游离食管+胸腔内胃食管吻合术）的科室之一。在所有胸外科手术中，食管癌手术向来以创伤大、死亡率高著称，而该技术可以使原先必须通过胸、腹两个大切口才能完成的复杂手术，仅通过几个小孔即可完成，其中最大的切口直径在4 cm左右，其他切口的直径均为1~1.5 cm。相较于传统食管癌手术，这种微创手术可以达到相同的手术效果，却明显减轻了手术创伤及术后疼痛，患者术后第1天可下地活动，1周即可出院回家休养。

在手术开展过程中，科主任李辉于全国率先使用经口置入钉砧进行胃食管吻合的新技术，大大简化了手术操作，实现了真正意义上的全腔镜食管切除胃食管吻合术。李辉多次受邀在全国大会上演讲并举办学习班及现场手术演示，与国内同行分享手术经验。

实际上，朝阳胸外从20世纪90年代中期开始，便开始开展胸腔镜手术并稳步发展。2004年开始，李辉致力于积极倡导和推动微创技术，不但身体力行，还多次派出年轻医生前往国内外医院学习，使科室微创手术技术在短时间内迅速提高，并在国内较早开展了胸腔镜下气胸、肺癌、食管癌、纵隔肿瘤等胸部疾病手术。

2014年，朝阳胸外精益求精，在首医系统中，最先开展了单操作孔胸腔镜下肺癌切除手术。这是基于传统三孔胸腔镜手术的一次技术革新，实现了"微创中的微创"。朝阳胸外副主任医师傅毅立介绍，单孔胸腔镜手术的切口长度与常规胸腔镜手术的主操作口相当，直径为3~5 cm，由于舍弃了辅助操作口，对患者的创伤更小、更少，术后疼痛明显减轻，更利于患者恢复（图3-2）。

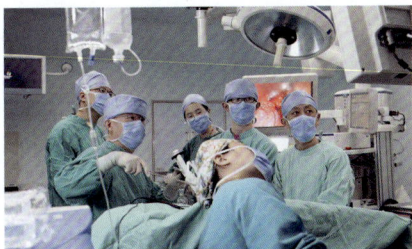

图3-2 一台微创肺癌手术
微创手术中胡滨等医生全神贯注地盯着屏幕，屏幕中，手术操作区域被放大4倍，清晰地呈现在眼前

此外，对于胸外科常见的纵隔肿瘤，朝阳胸外以人工气胸下的胸腔镜纵隔肿瘤切除为特色，实现了良好的治疗效果。

随着微创技术的快速发展，科室整体实力的不断提升，朝阳胸外年手术量与十几年前相比，增长了近10倍；患者平均住院日从当初的十几天压缩到现在的7天，很多的患者甚至术后2~3天就能出院。目前，胸腔镜手术已占朝阳胸外手术总数的80%以上，其手术技术过硬，术后并发症少，手术水平居于全国领先水平。

不过，朝阳胸外并未止步于此，为追求更好的治疗效果，2017年李辉主任主持制定了《食管癌根治术胸部淋巴结清扫中国专家共识》，这也是中国第一部食管淋巴结清扫专家共识。该共识对"如何清扫胸部淋巴结"给出了原则性指导意见：中晚期食管癌，为了准确分期和防止肿瘤转移复发，系统清扫淋巴结是比较好的选择。

朝阳胸外科主任医师李彤解释："我们的目标在于，既达到根治效果，又简化手术步骤、减少创伤，使患者获得最佳的治疗。"

1.3 良性疾病的外科治疗——手术量名列北京市前茅，临床经验丰富且不断精益求精

如今，人们对胸部肿瘤，如肺癌、食管癌的关

注度越来越高，而对胸部良性疾病却并未给予足够重视，而这正是朝阳胸外从未忽视过的一部分疾病。

"我们不仅关注肿瘤、肺移植，我们还关注良性病的治疗，从未间断，且不断精益求精，希望可以把手术做得更好，减少患者的痛苦。"朝阳胸外主任医师苗劲柏一番话令人印象深刻。

气胸是一种胸部良性疾病，属于临床常见的急症，常在青年人群中发病，其中肺大泡破裂是最常见的病因。气胸的外科治疗并不复杂，常规治疗方式为胸腔镜肺大泡切除术+胸膜固定术，但术后漏气却是不容忽视的一个问题。

苗劲柏表示："减少术后并发症是胸外科一个不倦的话题。术后漏气会影响患者的平均住院日，进而增加治疗费用，最重要的是，还会增添患者的痛苦。"而在这方面，朝阳胸外总结出了一些自己的经验，譬如使用生物垫片。实际上，生物垫片最早应用于肺减容手术，朝阳胸外2016年开始研究生物垫片对于解决气胸术后漏气问题的效果，发现效果非常显著，2017年便将这一成果发表在国内权威杂志上。

近年来，朝阳胸外完成气胸手术千余例，手术效果好，患者术后恢复快，复发率极低。此外，胸外科与急诊科协作，开通了自发性气胸诊疗绿色通道，自发性气胸患者可以得到更加及时有效的诊治。

除了气胸，支气管扩张和慢阻肺也是胸部良性疾病的重要组成部分。对于良性疾病，不少患者都抱着"能拖就拖"的心态，没到非常严重的程度，就不做手术。

"这是一个非常大的误区，"苗劲柏强调，"小病也要早治！否则会导致不可挽回的后果"。

以支气管扩张为例，其典型症状包括慢性咳嗽、咳大量脓痰，甚至反复咯血。对于该疾病，内科保守治疗效果差，多数需要外科手术治疗。而支气管扩张早期治疗和晚期治疗效果差很多，对于病变局限的早期支气管扩张，切除一个肺叶即可解决问题；但若发展到晚期，一个肺叶的问题可能会发展成为整个肺的问题，就只剩下肺移植一条路了。

气胸的治疗也是类似道理。对于发作过1次的气胸患者，再发生气胸的概率在50%以上；第2次发作后，再发生概率则超过80%。苗劲柏解释："因为肺泡破裂后，只是瘢痕愈合，还会再破，增加复发概率。肺泡第1次破裂后，会形成局部渗出或粘连，增加手术难度，所以我们建议患者早做手术为好。另外，自发性气胸还有一点不容小觑，患者中约有5%会出现自发性血气胸，一旦来源于体循环的粘连断了，会不断出血，根本没有自愈的可能，若形成张力性气胸便是致命的。"

另有数据统计显示，我国约有慢阻肺患者9 990万人，慢阻肺已经成为与高血压、糖尿病"等量齐观"

的慢性疾病。然而，我国慢阻肺知晓率及肺功能检查普及率却极低。

为了加强大众对于这些良性疾病的重视程度，朝阳胸外频繁在电视、报纸及网络等媒体上开展科普教育。苗劲柏说："对于良性病患者的关注，绝不能因为肿瘤患者的增多而降低，这方面担当我们要做起来。"

1.4　胸部创伤和急重症的外科急救——承担着整个北京东部地区胸部创伤和急重症的外科急救任务

北京朝阳医院坐落于北京工体南路8号，紧邻多条高速公路，早期又靠近城乡接合部，自20世纪90年代起，便承担着北京东部地区胸部外伤急救任务。多年来，在胸部创伤和急重症的诊断与治疗上积累了丰富的经验，不论是常见的刀扎伤、车祸伤，还是罕见病，诊治量均居北京地区前列。

2007年2月13日晚，科主任李辉换上一身干练西装，准备参加医院年会。这一年胸外科被评为北京朝阳医院年度优秀科室，他将代表整个科室在会上汇报经验。正在此时，急诊送来了一位患者，酒后呕吐并发生剧烈胸腹痛，疑为自发性食管破裂。李辉当即脱下西装，换上了手术服。

自发性食管破裂，是指健康人突然发生食管破裂，70%~80%为饮酒后呕吐造成。傅毅立将其形容为

"九死一生"的急症。因为这种病较为罕见，发病率仅为1/6 000，且40%患者缺乏典型症状，若是医生对该病认识不足，极易误诊，早期误诊率达74%~84%，误诊导致患者死亡的概率高达25%~100%。

好在，这位患者被及时送往北京朝阳医院进行急救。由于食管破裂，胃液灌到胸腔里面，患者整个胸腔被感染，不仅需要通过手术修复食管，还要控制感染继发脓胸。当天，手术一直进行到凌晨3:00才结束。"一般手术胸腔引流管只需要1个，这位患者我记得特别清楚，当时前前后后用了7个。"傅毅立回忆道。

截至目前，朝阳胸外一共接诊过7位自发性食管破裂患者，6位被成功挽救回了生命，仅1位患者因在外院治疗后才转到朝阳胸外，病情严重，没能被挽救回来。

刀扎伤、车祸伤是否需要开胸探查？指征是什么？这对于外科医生来说，同样需要经验的积累。早年，同住一个四合院的两位姑娘与一男子因养狗问题产生纠纷，男子激动之下，用刀刺伤两个姑娘，导致一死一伤的惨剧发生。当时，受伤姑娘被送到朝阳医院急诊救治。

"乍一看，这位患者当时胸腔出血并不多，但按照我们的经验，还是进行了剖胸探查。这一探查救了姑娘一条命。"苗劲柏解释，原来，刀尖实际上扎伤了姑娘的心脏，巧合的是，肺尖刚好堵住了心脏上的刀孔，故而出血极少。姑娘到医院时状况还比较好，但如果没有及时被发现，一旦心脏大出血，这位年轻的姑娘分分钟就会失去宝贵的生命。

目前，作为胸部外科急重症的救治基地，北京朝阳医院不仅履行着辐射周边地区重症急救的工作职能，临床救治水平国内领先；同时，整合了外科监护室、急诊科、放射科、超声科、检验科，形成胸外科救治小组，承担起国家公共卫生突发事件和创伤救治的任务，多次被原卫生部（现国家卫生健康委员会）派往救灾和创伤救治现场，挽救了无数生命。

1.5　肺小结节门诊——巨细靡遗，给患者一个明确的方向

在搜索引擎上键入"肺小结节"，会出现约1 140万条结果，可见其热度；紧随其后的是一句温馨提示，"请在正规医院医生指导下就医，就诊用药需谨慎"，可窥其乱象。

近年来，随着大众健康意识的提升、健康体检的普遍开展以及低剂量螺旋CT的较广泛应用，越来越多的肺部小结节被发现。老百姓从电视等媒体上了解到，有些小结节可能是肺癌，因而只要诊断出结节，就会异常紧张。鉴于此，朝阳胸外于2017年特别开设了"肺部小结节"特色专病门诊，以期为患者提供准

确的诊断，以及合理的治疗建议。

李辉半开玩笑地说："肺小结节门诊是一个'费眼睛'也'费嗓子'的活儿。"

实际上，肺部小结节出现的原因是多样的，包括炎症、肿瘤、肺纤维化等。是否需要手术切除，要根据结节大小以及实性成分多少来决定。或以直径5 mm为界、或以直径6 mm为界，小于这一标准，可一年复查一次；大于这一标准，则需根据结节的密度、有没有实性成分来决定是6个月复查一次，还是3个月复查一次。若结节直径大于10 mm，且实性成分较多，则应积极考虑手术治疗。

"费眼睛"正是费在了对大小、密度的鉴别上。要知道，肺小结节通常都是毫米级别的大小，1∶1情况下肉眼辨别其大小变化尚且不是易事，何况在等比缩小的CT片子中。据笔者不完全观察，在门诊，医生看一位患者的片子，短则需要3分钟，长则需要10多分钟。胡滨解释："我们需要一个肺窗一个肺窗地看，一幅一幅地对比，特别是多发结节，要逐个比对结节有没有长大。"在他的记忆中，最极端的一次，他光是看片子就花了30分钟。"有时候看到最后，眼睛都花了。"

李辉透露，为了保证不出现遗漏，他习惯先看CT片子，再看影像科出具的报告，"这样我就不会先入为主，遗漏掉报告上可能没提到的结节"。

（图3-3）与此同时，他还会详细询问患者病史，如做没做过其他手术，什么时候做的，有没有肺癌家族史，因为这些都与小结节的定性息息相关。

如此"费眼睛"又"费嗓子"，为的就是给患者一个明确的治疗方向——是继续观察，还是手术干预。"既然患者来到北京朝阳医院，就是信任我们，我们当然要看得更仔细一些，给出一个比较令人信服的结论，尽量减轻患者的心理负担。"李辉说。

傅毅立表示："其实门诊中，真正需要接受手术治疗的患者，比例不足10%，有很多我们认为是良性的，便建议患者定期随诊。"

北京朝阳医院作为首医系统中最早开展肺小结节门诊的医院，每天接诊大量慕名而来的患者。对于小结节的诊断和治疗，他们有自己独到的体会。第一，

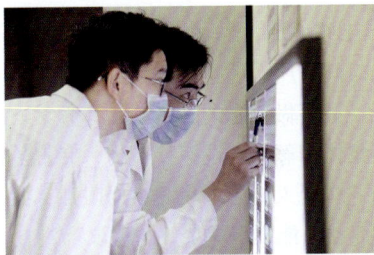

图3-3 李辉主任门诊看CT影像
门诊上，李辉（右）与崔松平医生（左，硕士研究生）在专注地观察一位肺部多发结节患者的CT影像，反复比对，以确认结节是否长大

一定要拿最早的片子跟最新的片子做对比，因为二者间隔时间最长，最容易看出结节是否有明显的变化。第二，CT影像上显示为"纯磨玻璃影"的结节，一般恶性程度都很低。

2 不拒疑难——集思广益打造最优治疗方案

北京朝阳医院作为一家综合性三甲医院，其胸外科收治的患者中，不乏一些患有疑难杂症或合并症的患者。敢于收治这些患者，一方面是对科室实力的自信，有底气，另一方面也来源于医院综合实力的强有力支持。

"从外院来的患者，我们认为有手术指征的，会收进来，进行讨论，给出一个最好的治疗方案。"李辉表示，"作为医生，首要一点，是让患者得到应有的治疗"。

每个星期五的早晨6:50，是胸外科雷打不动的术前大讨论时间，所有医生聚在大办公室，用一个多小时讨论下一周要做手术的患者的治疗方案。李辉称其为"凝聚集体智慧，规范医疗行为，完善治疗方案"的过程，"一个人的思维毕竟有局限性，大家一起讨论，集思广益，能提出更多好的建议"。

讨论时，不论年资，但凡有想法者，便可以畅所欲言。比如针对这位49岁慢阻肺患者的治疗方案，大家就展开了讨论（图3-4）。患者胸闷憋气17年，高

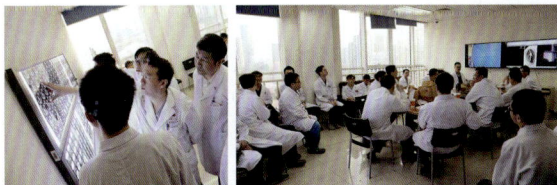

图3-4　科室例会

周五的早上，朝阳胸外全科医生就治疗方案展开讨论，畅所欲言

血压二级，高危。手术组初步方案，继续行慢阻肺内科治疗，评估肺移植可能性。

"患者比较年轻，纵隔有点向左偏，从病史看，两年前状态很好，这两年情况骤降，可能和他右上肺叶的大泡有关。"

"以前苗大夫总结过国外一些文献：如果大泡位于肺上叶，肺减容手术效果一般比较好。肺动脉高压确实是一个危险因素，但患者毕竟比较年轻……"

"肺动脉高压容易被低估，会导致右心衰，现在患者心脏情况就不乐观，围术期还要上呼吸机，会不会加重心衰？"

"左侧肺叶也有大泡，做减容手术的话是一次性双侧都做了，还是先做一侧？"

"单侧，右侧上叶大泡最明显，压力最大，左侧泡小，手术收益率不高。"

"若是做减容手术，一定要把泡打开，暴露基底，效果可能更好一些。术前准备吸氧、极化液，气道做一个准备。"

⋮

从6:50到8:30，1小时40分钟，科室全体医生就7位患者的治疗方案进行了讨论。朝阳胸外副主任医师游宾表示："我们今天的讨论算很'和平'，要是激烈的时候，我们能就一个手术方案争论半个多小时。"有时候，甚至连切口位置的高低也需要讨论，因为"这些细节牵涉手术进程的难易，关乎患者预后"。

在李辉的带动下，这种术前讨论传统已经持续了数年之久。要知道，冬天的北京早晨6:50天是完全漆黑的，他曾跟大家提议，"要不我们晚点儿？"大家纷纷表示不用，"早点不耽误交班"。

实际上，对于业务的讨论，在朝阳胸外每时每刻都可能发生，如"今天这个手术怎么做更好？""我看了一个手术录像，这种做法特别可取。"有时候，李辉还会在微信群里问大家对于某个特殊病例的看法，让大家各抒己见。

李彤说："不敢说我们不会犯错误，但是这种全科大讨论能帮助我们把犯错误的可能性降到最低。"

此外，"强大的内科支持，这是我们医院的独特优势，特别是术后重症监护这一块。"胡滨表示，由于北京朝阳医院在呼吸疾病特别是呼吸支持与康复、呼吸道管理、术后监护等方面的优势，使低肺功能合并肺癌、食道癌患者的手术治疗成为可能，并取得了较好的效果，为呼吸功能不全的胸部肿瘤患者长期生存带来了希望和曙光。

3　医护同心——为患者早日康复保驾护航

"外科大夫绝不仅仅只是手术匠，不但要专注于手术的细节，还要专注于综合能力的提升，包括临床围术期患者的管理。"这是朝阳胸外医生们的共识。在围术期管理中，朝阳胸外对预防静脉血栓的研究与实践可谓全国领先。

静脉血栓栓塞症（VTE，包括下肢静脉血栓和肺栓塞）是一种严重的威胁生命的疾病。朝阳胸外通过流行病学调查证明，胸外科患者是静脉血栓高危人群，100位患者里面，至少有10位会发生静脉血栓，发生率在10%以上。但静脉血栓是可以预防的，近年来，朝阳胸外一直在做这项工作。

目前，我国对于胸外科静脉血栓的预防，尚缺少一个指南或共识进行指导。朝阳胸外辩证吸收国外先进经验，结合中国患者静脉血栓特点，总结了几种预防方法：一是术中、术后常规穿弹力袜，尤其是对于50岁以上患者；二是鼓励患者早期下地活动；三是对于高风险的患者，术后12小时常规使用低分子肝素预防下肢静脉血栓形成。

2018年5月，由朝阳胸外牵头撰写的关于胸外科静脉血栓预防的专家共识发布。李辉表示："我们要给大家'洗脑',认识到预防静脉血栓的重要性,然后通过共识,指导大家如何去做。"

俗话说,"三分治疗,七分护理",护理工作在患者疾病恢复中发挥着重要作用。曾有一位退休外科医生笑言:"朝阳胸外的护理团队,就是我曾经梦想中的团队。"因为科室的护士们不仅专业技能过硬,还有一颗颗柔软的心。

在这里,有专门的射频穿刺辅助护士、气管镜护士、静疗护士以及糖尿病专科护士。或许大家对糖尿病专科护士不太了解。在中国,糖尿病患者数量已经超过1亿人,对于合并糖尿病的食管癌患者,手术可能对其血糖有一定影响,术后血糖的监测与控制就需要糖尿病护士来负责。例如,血糖如何监测,降糖药应该怎么调整等。若主管医生不在的话,护士就可以给患者讲一些基础问题,例如出现低血糖时,自己也知道应该如何急救。

据一位患者回忆,某天晚上,邻床的患者突然脾气非常暴躁,对赶来的护士态度比较恶劣。护士见状,没有情绪用事,而是第一时间想到,患者正在使用肠内营养剂,其中含有胰岛素成分,或许是胰岛素造成患者低血糖,导致他的情绪异常暴躁。进行对症处理后,果然患者的情绪渐渐平复。这件小事令这位患者对科室护理团队的专业水准无比钦佩。

加速康复是当下外科的热门话题。胸外科护士刘叶表示，其实加速康复最重要的一个工作就是止疼，除了应用止疼泵，还可在一些细节上减少患者的疼痛感。例如，为了促进肺癌患者术后肺复张，鼓励患者咳嗽，这时护士会为患者按压住胸腔引流管和伤口，避免因胸腔张力过大造成的疼痛感；另外，会用3M胶带高举平台的方式固定引流管，一方面避免脱管，另一方面避免患者活动时，引流管造成伤口牵拉痛。

"其实，只要患者不疼了，咳嗽、下地活动都不是问题，谁一疼都不爱动弹的。"刘叶笑言。

朝阳胸外护理工作实行责任制管理，医生和护士配合相对固定，早上查房，责任护士一般会与主管医生一起查房，这样能对患者病情掌握更加准确，以便为患者提供更好的治疗和护理。（图3-5）

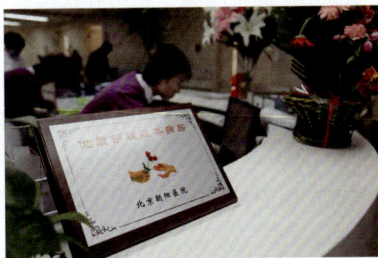

图3-5　朝阳医院胸外科被评为医院"优质护理服务病房"

4 将心比心——共建和谐医患关系

在护士长刘玉萍看来，人文关怀是一个特别软的词，一切都源于一颗能够产生"共情"的心。"我们每天在科室工作近10个小时，确实累，但想想患者住院期间，每天都要躺在这里，同时还得被病痛折磨。患者不容易，能满足的要求，我们都尽量满足。"

有一次，一位患者在接受治疗时，一滴血弄脏了床单，家属要求护工立即更换床单，护工认为，那么一点血，完全不影响使用，进而拒绝了家属的要求，一场争端便由此而生。事后，护士长批评当事护工，"亲人住院，家属情绪难免焦虑，换个床单也不算过分要求，怎么就不能满足呢？"

在病房的走廊里，笔者随机采访了几位患者。

"科里的护士们一个个都没得挑。小马护士对我们有问必答，还正能量满满，总用轻松幽默的话语缓解我们的紧张情绪。""他们科医生护士之间的关系特和谐。我来科里换药，不是每次都能碰上我的主管大夫，但只要是科里的人，但凡有空，一定会二话不说帮我把药换了。"

刘玉萍曾在她的日记中，记录了这样一个触动人心的小事：

今天大雪，上午巡视病房时，有护士叫我，说护士台有人找。走过去一看，原来是一名刚出院不久患者的儿子。只见他手里拎着三个袋子，装着满满的香蕉、橘子、柚子，见到我就要把水果塞给我。我对他说不要客气，不用带东西，接着问老人身体怎么样了？谁知，听到的却是噩耗。

原来，老人几天前突发心肌梗死，120就近送到附近医院，没救回来，很快走了。我问他为什么还来医院。他回答："这是我父亲的心愿，反复住院这么多次，老麻烦护士们照顾了，他一直想让我来谢谢大家。"

我很感动，感动患者对我们护理工作的认可，感动家属在患者去世后，还会在这样一个大雪天来医院向护士们表示感谢。更加感恩，护理这个职业让我能为他人解除病痛！

采写编辑：高晨，AME Publishing Company

扫码观看视频

第二部分
门诊教育

第四章　门诊流程及资料准备

1　医生希望患者能提前了解的问题

（1）就诊心理：请患者务必戒除恐惧、焦躁、质疑、怀疑的心理，门诊就诊是医患双方相互信任的过程，任何一方缺乏诚意都将极大影响诊疗过程。您所选择的医生将竭尽全力为您解除病痛。

（2）发病过程：在医生的引导下，详细而重点地提供疾病发展史，具体而适当地总结疾病发展及诊疗经过，从而能节约问诊时间，更能在最短时间内获得更多与医生互动交流时间。千万不要自作主张给自己下诊断结论，更不可隐瞒病史及与疾病相关的情况。

（3）相关资料：疾病发展过程中做的所有化验、检查（含影像胶片及报告）、病历等资料等均宜带来就诊，方便医生给予准确而全面的评估，避免延误病情及产生漏诊或误诊。

（4）目的需求：每位患者的具体情况千差万别，每位患者的要求也不完全一样，因而明确自己就诊的目的和需求，想要解决什么问题最好提前能有个自己的想法，这样也方便与医生进行进一步的沟通和交流，以便最大限度达到自己的期望值。

（5）就医期望：疾病的痛苦困扰很多患者及其家人，希望能来医院寻求帮助与解决，医生也能理解患者及家属的急切心情。然而必须指出的是，现有的医疗条件和技术并不能解决所有问题，也就不能满足所有患者及家属的期望。因此，患者在就诊前期望值不宜放得太高，应平和对待。相信自己，相信医生（图4-1）。

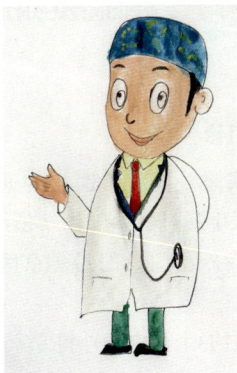

图4-1　相信自己，相信医生

2　门诊流程

北京朝阳医院就诊流程，见图4-2。

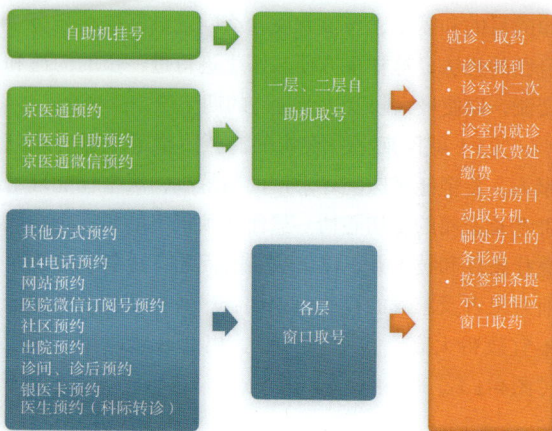

图4-2　北京朝阳医院就诊流程

3　门诊预约

3.1　如何预约门诊

第一种方式是，同就诊医生沟通，听医生的意见，可由接诊医生通过医生工作站预约；第二种方式是，可再预约胸外科门诊的号（京医通、微信、网络、114电话）。

一般可以预约3个月内胸外科专家号和普通号。

3.2　门诊预约的具体方式

（1）京医通预约：持有社保卡或京医通卡的患者，可以到达医院现场使用自助机预约14天内的普通号和不点名专家号。

（2）微信预约：关注"北京朝阳医院"微信公众账号（订阅号），在"预约就诊"中的"预约挂号"栏目内，可预约3个月内的普通号和不点名专家号。

（3）网络预约：

◆ 登录北京朝阳医院的官方网站，网址为：http://www.bjcyh.com.cn，在首页就医指南栏目下点击预约挂号，可预约3个月内的普通号和不点名专家号；

◆ 登录北京市预约挂号统一平台，网址为http://www.bjguahao.gov.cn/comm/index.html，在"按医院挂号"中选择北京朝阳医院本部或西院，可预约3个月内的普通号和不点名专家号。

（4）电话预约：拨打北京市统一电话预约平台电话010-114，按提示进行预约，可预约3个月内的普通号和不点名专家号。

（5）诊间、诊后预约：在就诊时，由接诊医生通过医生工作站预约，可预约3个月内的普通号和本科室的点名专家号。

4　专家出诊时间

北京朝阳医院胸外科专家出诊时间，见表4-1。

表4-1　北京朝阳医院胸外科专家出诊时间表

时段	上午		下午	
	主任医师	副主任医师	主任医师	副主任医师
星期一	李辉		李彤	
星期二	侯生才			游宾
星期三	胡滨			陈其瑞
星期四	苗劲柏			
星期五		傅毅立		
星期六	专家轮诊			

北京朝阳医院胸外科专家期待患者早日康复，图4-3。

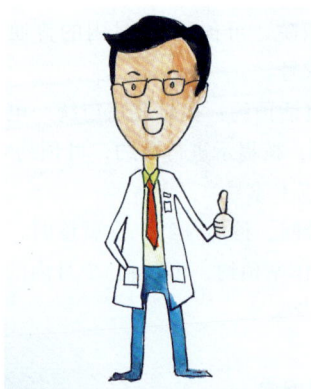

图4-3　胸外科专家期待患者早日康复

（章智荣）

第五章　门诊常见问题解答

1　胸痛通常是由于什么原因?

胸痛是胸外科门诊最常见的症状，胸腔内有呼吸、循环及消化等系统的多个器官，创伤、炎症、缺氧、肌张力改变、肿瘤及理化因素等刺激分布在胸腔内器官上的神经末梢及迷走神经、肋间神经、脊神经后根、膈神经等均可引起胸痛，甚至非胸部器官的病变也可因放射痛或牵涉痛引起胸痛。胸痛可以简单地分为创伤性胸痛和非创伤性胸痛，也可分为心源性胸痛和非心源性胸痛。比较严重疾病可见于冠心病心绞痛、急性心肌梗死、肺栓塞（图5-1）、主动脉夹层、张力性气胸、食管破裂等。

引起胸痛的原因极其复杂多样，很多疾病都可引起胸痛；心脏、大血管、肺、胸壁、食管等的疾病以及精神、心理因素等均可引起胸痛。判断胸痛的原因需结合每个患者具体的情况，包括病史、化验、检查

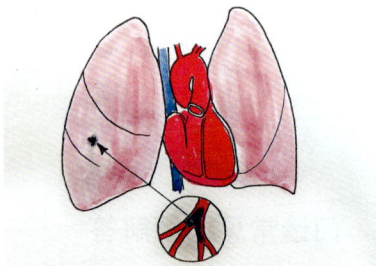

图5-1　肺栓塞示意图

等。另外，以目前的医疗技术水平常常并不能明确所有疾病，因此有时观察也是一种诊治过程。

2　在外院做过检查还需要重新做吗?

做什么检查、做何种检查是由病情所决定的。此外做检查的机器、做检查的时间、病变的性质或者疾病的变化等都在一定程度上影响着医生对病情的判断。以肺部结节为例，一般半个月到1个月左右病情就有可能有明显变化，这时候复查胸部CT就显得非常重要。因此，医生会根据具体情况决定是否重新做相关的检查。

目前，一些医院之间检查化验结果可以互认，这不仅节约了资源，还方便了患者，避免了重复检查。因此，患者就诊或住院时最好将所有近期的检查结果交给医生，由他们进行专业的判断。

3　看门诊都需要带什么资料?

看门诊时尽量把所有就诊过的病例资料、化验及影像检查都带来，特别是在外院检查的资料，这样医生才能更好地判断病情，有助于作出正确的诊疗决定。在北京朝阳医院的检查资料可以从医生工作站全部调出，患者不必携带。

4　我不想做检查，您就帮我看看这病?

每一种疾病都表现出不同的特点，每一种症状也提示着不同的疾病，这些往往体现在不同的化验及检查上。如果不进行相关的化验及检查，医生看病就犹如盲人摸象，势必会造成误诊及漏诊。

5　能不能安排我先住院，住院之后再检查?

是先住院后检查还是先检查后住院是由病情决定的。有的病并不复杂可能在门诊做完检查就可以明确而不需要住院，有的却需要住院做多项检查才能明确的，这由医生根据具体情况决定。

6　为什么我在网上查的内容跟大夫说的不一样?

网上所宣传的科普内容存在一定的大众性、广泛性、普遍性等特点，而疾病对于每一个人来说有具体的特点，每个人具体情况不同决定其疾病特点也不同，因而就诊时医生所告知患者的是适合该就诊患者的信息，有可能和网上内容不一样。

7 我们就是想找您来做手术的，您就收我们住院做手术吧。

选择何种治疗方式（比如肿瘤的手术、放疗、化疗）都是由患者的具体病情决定的，最合适的治疗方式才是最正确的，不可断章取义地认为某一种手段最好而固执地选择这种治疗方式。医生会根据具体检查情况及其他因素等综合考虑给予建议，患者及家属在慎重考量后决定治疗方式。

8 我们就想做微创手术，不做开大刀手术。

选择何种治疗手段（比如胸腔镜或剖胸）是由患者的疾病所决定的，如病情早晚、病变位置，等等。并不是所有患者均适合行微创手术。另外，无论是微创还是剖胸手术，手术操作步骤并不会因为治疗手段差异而有所明显改变。因此，选择何种治疗手段需依具体情况决定。

9 您能不能请假条多开几天？

很多患者来医院让医生开请假条。事实上，医院里是没有请假条这个"东西"的，只有医生根据您的病情写的就诊记录，其中按您的病情建议休息几天可作为您回去请假的凭据。而且，开具休息几天的诊断证明是依据病情所决定的，而不是按您的需求所决定的，还请谅解。

10　费用、医保问题。

门诊就诊时所开具的化验及相关检查，均是由病情所决定的，均在医保范围内。但至于医保的报销范围及医保报销比例，则因各地的医保政策不同而有所差异。建议详细了解各地的医保政策后再来进一步和医生沟通。

11　好不容易来趟医院，您可否帮我全身检查一遍？

随着各个学科的发展，医生已细分出各个专科行业，如内科、外科、妇科、儿科等，专科又继续细分各亚专科，如普外科、胸外科、泌尿外科等。术业有专攻，每个专业的医生有自己的领域专长，但也有不擅长的地方。因此，做相关检查及诊治相关疾病均应该由相应科室的医生给予评估。

（陈其瑞　章智荣）

第六章　重要提示

- ◆ 服用二甲双胍药物的患者，做所有增强类CT检查，需停药3天方可检查。
- ◆ 服用阿司匹林、氯吡格雷、华法林等抗凝药物，做所有有创检查及手术需停药1个星期以上。
- ◆ 碘过敏的患者（比如海鲜过敏），不能做增强类CT。
- ◆ 体温超过37.5 ℃的不能做核磁类检查。
- ◆ 体内含有金属类物体（除钛合金外），不能做核磁类检查。

（李娜）

第三部分 住院教育

第七章　入院宣教

1　办理住院流程

北京朝阳医院胸外科患者办理住院流程见图7-1。

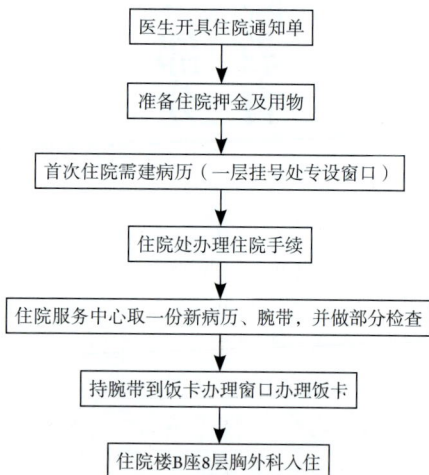

医生开具住院通知单

↓

准备住院押金及用物

↓

首次住院需建病历（一层挂号处专设窗口）

↓

住院处办理住院手续

↓

住院服务中心取一份新病历、腕带，并做部分检查

↓

持腕带到饭卡办理窗口办理饭卡

↓

住院楼B座8层胸外科入住

图7-1　办理住院流程图

北京朝阳医院胸外科病房实景见图7-2。

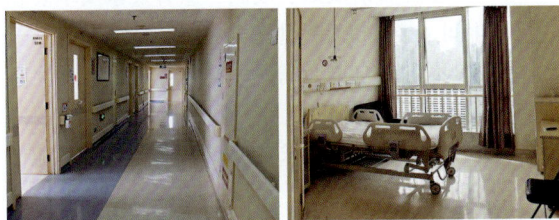

图7-2 北京朝阳医院胸外科病房的外观（左）和内景（右）

2 入院须知

2.1 人员配备及病房设施

胸外科主任为李辉，副主任为胡滨，护士长为刘玉萍。临床医生14人，护士16人。

病房内设独立卫生间，24小时冷热水，门后设更衣柜，请根据床号选择衣柜。床头设呼叫器，可随时与我们联系。床尾有三个手柄，根据标识可调节床头、床尾倾斜角度和床的高度。床头桌上保持清洁整齐，尽量最多放3件物品，床下不放任何物品，洗漱用具和便器请放置在卫生间。贵重物品请随身携带，自行保管妥当。患者需自带餐具及洗漱用具，病房提供热水瓶一个，床上用品一套，病服一套。

医护人员会按时巡视病房并主动为患者提供生活护理、基础护理和专科护理，患者有任何需要可随时呼叫医护人员，我们会及时给予解决。

2.2 住院患者须知

（1）住院后请戒烟、戒酒，患者及家属不要在病房卫生间、楼道以及其他地方吸烟。

（2）不可私自离开病区，医院规定患者在住院期间不能请假外出或回家。

（3）住院患者按要求着装，不串病房，不随便进入医护人员生活区。

（4）病房为公共场所，请不要在病房内放置贵重物品。

（5）家属的衣物应放置在柜橱内，不要放在病房床上，以免增加患者被感染机会。

（6）请不要在病房内放置过多物品，严禁患者及家属在病房洗晒衣服，保持病房的清洁，整齐。

（7）住院期间您可以随时查询您的住院费用。

（8）患者及家属需了解病情请询问责任医生。

（9）晚上7:00~次日下午15:00，病房大门处于关闭状态，家属不要随意出入大门。

（10）如因病情或治疗需要给您调整床位，请您配合。

（11）我们会尽快为您安排各项检查，入院后次日晨会为您抽血化验，请您夜间12:00之后不要再进食及喝水，以保障检查结果的准确性。如有特殊检查，护士会提前一天通知。所有检查，均有外送人员接送，请您放心。

（12）患者和家属有任何疑问可咨询医护人员，我们会耐心为您讲解。

（13）咨询电话：010-85231454（护士站）、010-85231044（医生办公室）。

3　就餐、作息、洗澡、探视、陪住及护理用具的使用

3.1　就餐

出入院办理大厅104室专门办理饭卡和退饭卡，办理入院手续后您持腕带办理就餐卡，出院时持出院手续和腕带退饭卡。

3.2　作息

07:00	早餐，家属可送饭
07:30~08:00	家属请离开病区，护士为您整理房间
08:00~11:00	治疗时间
11:00~12:00	午餐及午休时间，家属可送饭
12:00~13:00	家属请离开病区，患者午休
13:00~15:00	治疗时间
15:00~19:00	探视时间
21:00	熄灯，如您有需要可开床头灯，请不要打扰他人休息

3.3 洗澡

需要洗澡的患者请征询主管医生及护士，根据病情决定能否洗澡。可以洗浴的患者护士会给您洗浴卡并教会您使用。每间病房都有浴室。温馨提示：洗浴时不要锁门；水温不要过高。

3.4 探视

（1）探视时间为每天下午15:00~19:00。

（2）探视人员请在一层探视服务中心领取探视条，持条进入住院部。

（3）为了预防交叉感染和不影响同病室患者休息，每位患者可有两名家属来病房探视，如探视家属较多，请自觉在病区外等候，轮流进入病房。

（4）学龄前儿童、精神疾患、有饮酒情况者严禁进入病区。

（5）探视人员不可串病房，不可大声喧哗，不能在院内吸烟，并在规定时间内离开。

（6）15:00~17:00患者家属找主管医生了解病情或主管医生找患者家属签字均在此时间段，如您的主管医生在此时间段仍在进行手术，请您谅解！

3.5 陪住

（1）陪住医嘱由医生开具，护士填写陪住证交给患者家属；陪住证不能带回家，不能转借，请您妥善保管陪住证明（丢失不补），无陪住证者在非探视时间不得进入病区。

（2）陪住者需遵守病房规章制度，配合医生护士工作，听从医护指导，不能私自将患者带出医院。

（3）陪住人员不能在院内吸烟，不能睡病床，不能在病房内洗衣、洗澡，不能串病房，要保持病室环境清洁整齐。

（4）每位患者限开一个陪住医嘱，一张陪住证只能留一名家属。

（5）换陪住时间：7:00~8:00，11:00~12:00，19:00~20:00。

（6）需要换陪住的家属请您于每日早8:00前完成交接工作离开病房。需要聘请护工的家属，请与陪护中心联系，电话85231511，请不要私自聘请未培训人员陪护。

3.6　护理用具的使用

（1）腕带（图7-3）：住院期间您的身份标识。

入院时护士会为您佩戴腕带，以便您在住院期间接受各项护理、治疗及订餐，请勿随意摘除，丢失或损坏请及时告知医护人员给予补办。

（2）呼叫器（图7-4）：患者随时呼叫医护人员。

床头设有呼叫器，在您住院期间有任何不适需呼叫医护人员时，请按一下呼叫器手柄，护士站显示器

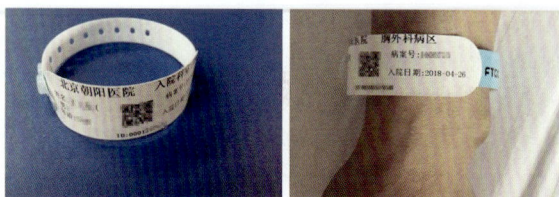

图7-3　腕带

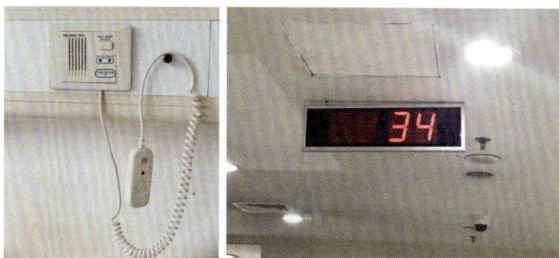

图7-4　呼叫器

就会显示您的床号，我们会立即到达您的床边。

（3）洗澡卡：患者每日免费使用1次。

将智能卡放在控制器（图7-5）凹槽里。打开水龙头开关即可，中途需停水，直接关闭水龙头开关。洗完澡取出智能卡归还护士站。洗澡时避免滑倒，行动不便者必须在家属陪同下洗浴。每张洗澡卡每次15分钟。

（4）紧急呼叫器（图7-6）：厕所内急需帮助时使用。

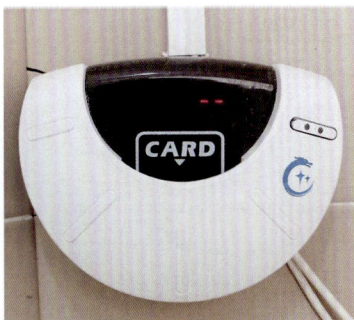

图7-5　控制器

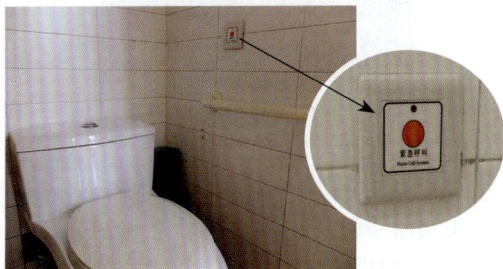

图7-6　紧急呼叫器

病房卫生间设有紧急呼叫器，当您在卫生间突发不适或意外时，可按动墙壁上的红色按钮，医务工作人员会立即赶到。

（5）移动输液架（图7-7）：输液治疗活动时的好帮手。

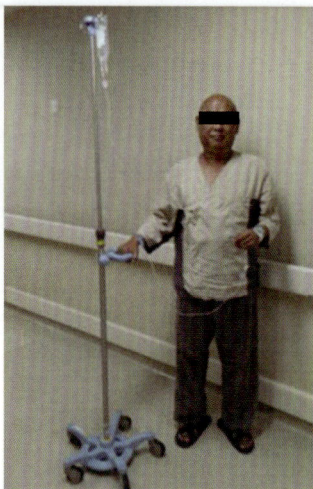

图7-7　移动输液架

当您因输液活动不便时，需携带输液进行各种活动时，它可给予您方便！请注意，这不是拐杖！集体公用，用后及时归还护士站！

（6）墙壁吸氧装置（图7-8）：提高您的血氧饱和度。

您在吸氧过程中，携带鼻导管的情况下，不得擅自调节流量表的旋钮，以免对您造成呼吸道损伤。

（7）雾化吸入装置（图7-9）：稀释痰液，利于咳出。

请您用双唇紧裹雾化吸嘴，吸气时用口深吸气，

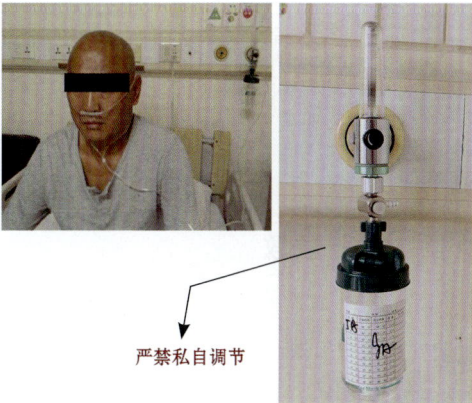

严禁私自调节

图7-8　墙壁吸氧装置

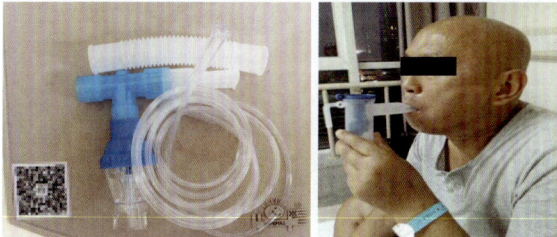

图7-9　雾化吸入装置

呼气时用鼻子呼气，有痰随时咳出。每次雾化吸入后需漱口，预防口腔溃疡。

（刘玉萍　李娜　刘爱欣）

第八章　术前宣教

1　术前各项检查须知

1.1　入院常规抽血

晨起空腹或空腹6小时以上方可抽血（午夜12:00以后不吃不喝）。

1.2　必须的术前检查

（1）气胸患者检查：心电图、影像学检查（X线胸片正侧位、普通胸部CT）；检查时不需禁食。

（2）肺叶切除手术患者检查：肺功能、心电图、影像学检查（X线胸片正侧位、增强胸部CT、腹部超声或CT、心脏彩超、全身骨扫描、头颅MRI或CT、双下肢静脉超声）。

（3）食管患者检查：肺功能、心电图、影像学检查（X线胸片正侧位、增强胸部CT、食管造影、腹部超声或CT、心脏彩超、全身骨扫描、头颅MRI或

CT、双下肢静脉超声）。

1.3　特殊检查及注意事项

各项检查均有外送人员接送。

部分检查不可同日做，会影响检查结果。

（1）肺功能注意事项：在检查中尽可能配合操作者的口令，及时做呼气和呼气动作；检查结束后可能出现晕厥、大汗淋漓、一过性的意识缺失等不适症状，您不要紧张；检查后请停留20分钟以上，观察无任何不适反应时，外送人员会送您回病房。检查前后，请您在外送人员指定的位置等候及休息。

（2）增强CT：空腹4小时；服用二甲双胍药物患者，检查前要停药3天；碘过敏者禁做此检查；甲亢患者，检查前要抽取甲状腺素（T4）、三碘甲状原氨酸（T3）的化验结果，指标正常方可做此项检查。

（3）MRI：检查时禁用任何化妆品；身上所有金属物品要摘掉；体温超过37.5 ℃不能做此项检查；体内有任何金属物植入均需告知医护人员，不能做此项检查，如是钛合金材质可做此项检查。

（4）腹部B超：须禁食水8小时以上，空腹检查。

（5）全身骨扫描：打针后需多喝水，饮水量至少1 000 mL。

（6）食管造影：须禁食水4小时以上，空腹检查；检查后多喝水，排泄造影剂至干净后方可做增强

CT类检查。

2 术前功能锻炼

住院后，手术前的功能锻炼。

2.1 腹式呼吸

取仰卧或舒适的坐姿，放松全身。右手放在腹部肚脐，左手放在胸部。吸气时，闭嘴用鼻吸气，腹部隆起最大限度地向外扩张腹部，胸部保持不动。呼气时，嘴唇成吹口哨状，腹部凹陷最大限度地向内收缩腹部，胸部保持不动。循环往复，保持每1次呼吸的节奏一致。每日2次，每次约10分钟。（图8–1）

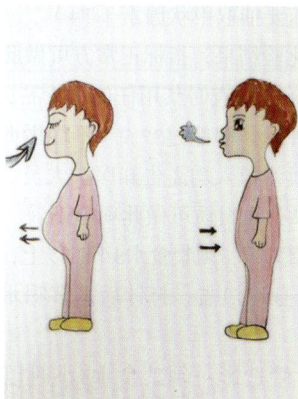

图8–1　腹式呼吸示意图

2.2　有效咳嗽

患者坐位，进行数次深而缓慢的腹式呼吸，深吸气末屏气，然后缩唇（撅嘴），缓慢呼气，再深吸一口气后屏气3~5秒，身体前倾，从胸腔进行2~3次短促有力咳嗽，张口咳出痰液，咳嗽时收缩腹肌，或用自己的手按压上腹部，帮助咳嗽。

2.3　上肢运动

（1）扩胸运动（图8-2）：双臂伸直，手掌相对，向前平举，缓慢而有力地分别向两侧做展胸动作，然后从两侧收回。双臂展胸时吸气，双臂收回时呼气。患者根据自身情况锻炼。

（2）伸展运动（图8-3）：双臂从体侧伸直向前上方举，缓慢而有力地向头后方伸展，尽量让肩关节达到最大活动幅度，随后双臂由头后方经体前方收回

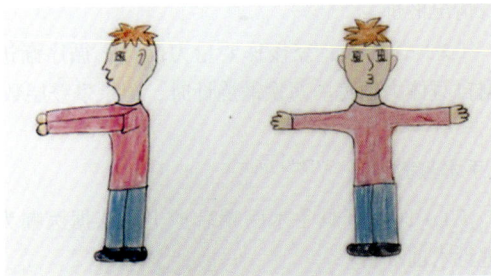

图8-2　扩胸运动示意图

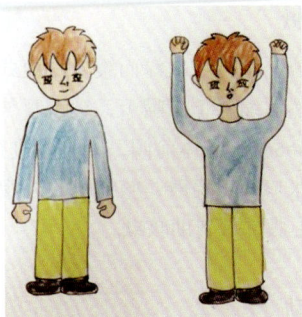

图8-3 伸展运动示意图

到身体两侧。双臂上举时吸气，双臂收回时呼气。患者根据自身情况锻炼。

2.4 下肢运动

（1）平地走：在病房楼道行走，楼道长度标尺（图8-4），锻炼时计时、记录走步长度。患者根据自身情况锻炼。

（2）登楼梯：登楼梯要量力而行，循序渐进，根据自身体力锻炼。每次锻炼计时、记录攀登层数。

3 手术宣教

（1）医生开具手术医嘱后护士会依据医嘱为患者进行术前准备：

◆ 皮肤准备：剃净手术区域内的汗毛，预防

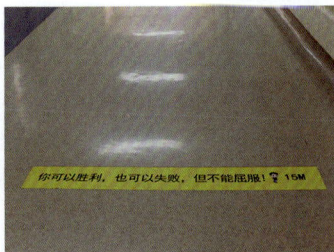

图8-4 6分钟步行实验标尺

感染。

◆ 抽取配血：为术中输血做准备。

◆ 皮试：指导术后用药。

◆ 导尿：留置尿管。

（2）手术前一日请您沐浴，更换干净的病服，剪短指甲，剃净胡须，摘掉义齿和饰品。

（3）请您按护士教您的方式练习深呼吸和有效咳嗽。

（4）术前夜间12:00之后禁食水。

（5）夜间保证充足睡眠，如有术晨服用的药物，请您咨询医生是否服用。

（6）当您手术后，护士会给予您以下的治疗：

◆ 氧气吸入：吸氧后会改善您憋气等不适症状。当您感到不适或症状未缓解时，不要随意调节流量表，告知医护人员，我们会及时给您调整。

- ◆ 胸腔闭式引流：当您卧床时请将引流瓶挂至床边，注意不要拿起引流瓶，不要随意挪动引流瓶，如有意外碰倒引流瓶立即扶正并通知护士。当您下床活动时请将引流瓶置于脚面以上、膝盖以下，禁止摇摆，防止气体进入。

- ◆ 尿管引流：尿管是保证尿液顺利引出的管路，我们会在拔除前给您夹管，以恢复您膀胱的功能。

- ◆ 早期活动：术后早期下地活动对您有诸多好处，术后第1天护士会帮助您下地活动，请您配合。

- ◆ 雾化吸入：可以稀释痰液，有利于痰液的咳出，使呼吸道通畅。雾化时请您用双唇紧裹雾化吸嘴，吸气时用口深吸气，呼气时用鼻子呼气；有痰随时咳出，雾化后漱口；雾化在餐前或餐后30分钟进行。

4 术前准备

（1）护士的准备：护士会在术前一日为您进行采血、验血型和配血，根据手术的大小准备足够的血量；常规药物过敏试验；手术区皮肤准备（刮汗毛）。

（2）患者的准备：调整好心态——术前2周戒烟——练习床上大小便——练习腹式呼吸运动——

练习有效的咳嗽——练习上肢运动——练习下肢运动——手术前一日夜里12:00以后不吃、不喝至次日手术室人员来接您。

（3）特殊注意：服用抗凝药物（如阿司匹林、华法林）需停药一周方可手术；女性患者如来月经不可手术，干净后方可手术。

5　手术日准备

（1）护士的准备：晨起测量体温、脉搏、呼吸、血压；术前放置尿管（食管患者还需放置胃管）。

（2）患者的准备：晨起脱掉内衣、内裤及袜子——换干净患者衣服及弹力袜——摘除身上可摘除的饰品及假牙——备齐所需术前检查的各种片子。

（刘玉萍　李娜　刘爱欣）

第九章 术后指导

1 术后咳嗽、下床、预防血栓、疼痛、氧气吸入

1.1 术后咳嗽咳痰方法

（1）深呼吸、腹式呼吸。

（2）有效咳嗽咳痰：坐位或舒适体位，进行数次深而缓慢的均匀正常呼吸，深吸一口气后屏气1~2秒，身体前倾，利用腹腔力量进行2~3次短促咳嗽使痰到咽部附近，再用力咳出痰液。咳嗽咳痰时伤口会感觉疼痛，可以用双手放在伤口两侧，咳嗽，咳痰时向切口方向加压，以减轻切口张力和振动，使疼痛减轻。

（3）拍背辅助咳痰方法（图9-1）：

患者取坐位，双腿自然放松；拍背者在背后轻扶患者，将四指和拇指并拢成杯状，手与前臂呈120°夹角，自下而上，由外到内，避开切口及脊柱进行拍背；拍打以力度适当为宜（力度须能震动肺部）；适当轻拍（不宜过重以免引起伤口撕裂），有节奏地进

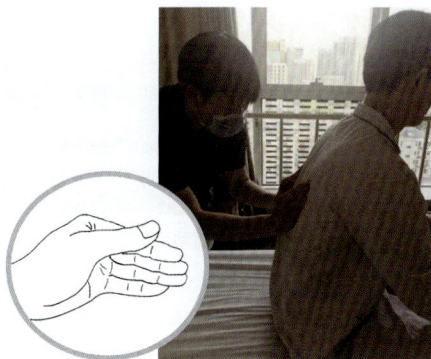

图9-1 拍背辅助咳痰示意图

行拍背；循环拍打。

1.2 术后早期下床活动的重要性

手术后患者原则上应该早期床上活动，争取短期内下床活动。一般术后1~2天就可以开始下床活动。早期活动有助于改善全身血液循环、促进切口愈合，利于积液的排出，减少因下肢静脉淤血而引起的血栓形成。但如有休克、心衰、严重感染、出血、极度衰竭，或有特殊固定和制动要求等情况时，则不应强求早期活动。

1.3 术后预防血栓的方法及必要性

（1）足踝关节旋转运动——踝泵运动（图9-2）：

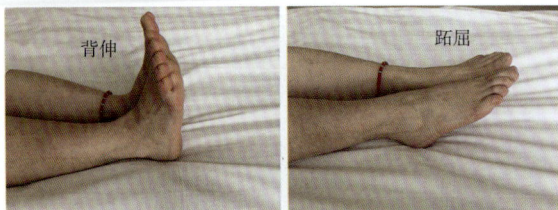

图9-2 踝泵运动示意图

术后下肢恢复知觉开始运动，每1小时练习5分钟，1天练5~8次，练习中如感觉疼痛明显，可减少练习的时间、次数。并注意要在最大角度保持5~10秒。

（2）弹力袜的使用：穿前应排空静脉，一般以清晨未起床前为宜；晚上睡觉可取下。

1.4 术后疼痛指导

疼痛量表评估说明：

0表示无痛，10代表最痛，请您根据自身疼痛程度在这11个数字中挑选一个数字代表疼痛程度。超过4分，请您及时告知护士（图9-3）。

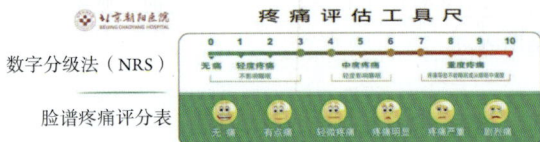

图9-3 疼痛评估工具尺

1.5　胸腔闭式引流瓶携带注意事项

（1）卧床时必须半卧位（图9-4）：半卧位为治疗体位。将床头至少抬高约30°角，利于引流液的排出。

（2）胸腔闭式引流瓶注意事项（图9-5）：①引流管不能打折，否则容易造成引流不通畅；②活动时

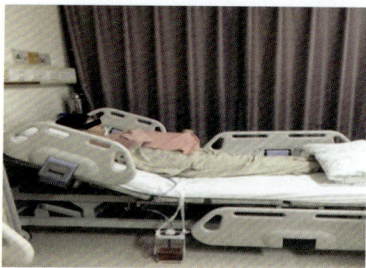

图9-4　卧床时必须半卧位

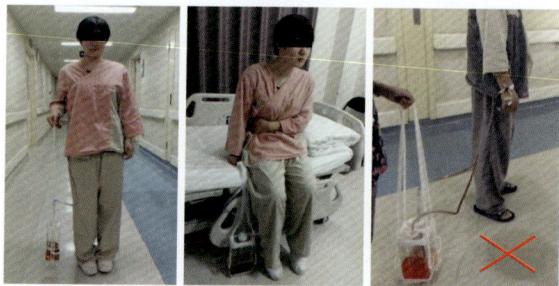

图9-5　胸腔闭式引流瓶注意事项

注意不要牵拉引流管造成引流管脱出；③引流瓶放稳不能碰倒；④下床活动时，由引流管一侧上下床，行走中将引流瓶拎于膝盖以下，脚面以上。

（刘玉萍　李娜　刘爱欣）

第四部分

住院治疗流程及临床常见问题解答

第十章　肺癌

1　患者住院治疗流程

北京朝阳医院胸外科患者住院治疗流程见图10-1。

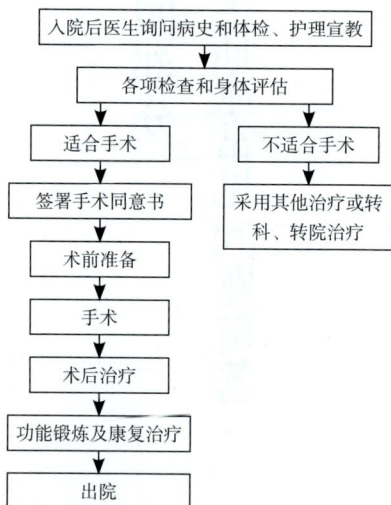

图10-1　患者住院治疗流程图

2　常见问题解答

2.1　体检发现肺小结节应该怎么办?

随着老百姓健康意识的增强和胸部低剂量螺旋CT的广泛应用，越来越多的人被发现有肺部小结节。当被告知有肺部小结节后，很多人非常紧张、焦虑。那么应该怎么办呢?

其实肺部小结节有很多可能性，包括陈旧疾病形成的肉芽肿、活动性或陈旧性结核、各种炎性结节、肺良性肿瘤，甚至异物、外伤瘢痕等等，当然也有一部分是恶性肿瘤。因此，发现了肺部小结节，首先要到正规医院的胸外科、呼吸科或放射科就诊，听从专业医生的指导。不要相信网络信息。

在就诊时，需要带齐检查资料，主要是CT影像片和报告，专科医生在判断分析后，一般会给出下列几种建议:①手术;②定期观察，即每过一段时间复查CT;③问题不大，无须特殊处理;④服用一段时间药物后复查CT;⑤进一步检查，包括PET-CT或穿刺等。具体给出哪种建议，医生需要根据CT上面小结节的具体情况而定，包括大小、数量、密度、有无毛刺、空泡、分叶、钙化，以及与血管、胸膜的关系，等等专业因素;另外，小结节的发现过程、时间，以及血液等其他检查的结果也有一定的参考作用。某些情况下，医生还有可能给出两种以上的建议供患者及家属选择。

2.2 怎样判断肺小结节的"好"与"坏"？

患者就医最关心的就是肺小结节的"好"与"坏"，那么究竟如何判断？其实医生需要依靠他们的专业知识和经验，根据CT上面小结节的具体情况，包括大小、数量、密度、有无毛刺、空泡、分叶、钙化，以及与血管、胸膜的关系，等等，同时还要了解小结节的发现过程、时间，以及血液等其他检查的结果来进行综合判断，从而确定小结节是"好"还是"坏"。因此，对于小结节的判断是很专业、很复杂的，即使是经验丰富的专家，也常常不能完全确定小结节的性质，往往要通过一段时间的观察，甚至病理切片才能最终确定。因此，我们不建议患者和家属自己进行判断，应当到正规医院的胸外科、呼吸科或放射科就诊，由专业医生来进行判断；医生即使有时不能判定小结节的性质，也会给出下一步的处理意见，而这些意见都是有依据的，包括国际国内的诊疗指南、专家共识以及各种文献和临床经验。

2.3 肺小结节都需要手术吗？

当然不是。如前所述，医生可能给出各种建议，这些建议就是处理小结节的方法，包括手术、定期观察（即每过一段时间复查CT）、无须特殊处理、服用一段时间药物后复查CT、进一步检查（包括PET-CT或穿刺），等等，手术只是其中一种。到底应该如何处理，需要根据各种资料综合判断。

2.4 为什么有的肺小结节每6个月复查，有的是每一年复查？

这是依据目前国际国内的诊疗指南，以及专科医生的临床经验而定的，根据小结节情况的不同，有些需要半年复查，有些需要一年复查。主要依据的指标包括：3个月（一般第1次复查是在3个月）复查时应仔细观察小结节的变化情况、大小、实性成分、部位、患者个人状况等。复查间隔过于频繁或过长都是不可取的。

2.5 为什么体检应该做CT而不是照胸片？

首先，CT的分辨率比胸片高很多，而且随着设备的改进，其分辨率越来越高，所以很小或者密度很低的肺结节在胸片上是看不到的。其次，在胸片上，肺的某些部位被心脏、膈肌、脊柱等结构所遮挡，无法看到或不易看清，而CT则能看看清肺的所有部分。因此，目前针对肺小结节的查体推荐的是CT而不是照胸片（图10-2）。

2.6 什么样的情况下需要做肺穿刺活检？

（1）有些患者在手术前通过影像学资料很难判

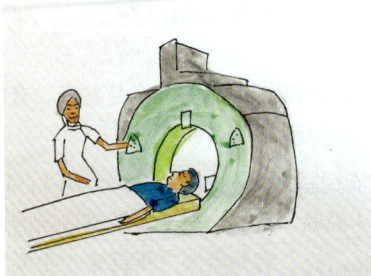

图10-2 CT检查

断其肺肿物的良恶性，且手术局部切除困难较大，则可以在术前行肺穿刺活检术明确诊断，再根据病理情况决定是否手术治疗。

（2）有些患者虽然影像学检查提示肿瘤已为晚期，无法手术治疗，但缺少病理资料，肺穿刺活检可以获取病理，指导后续治疗。

（3）肺癌手术患者术后肺内出现单一新发病灶，可行肺穿刺活检鉴别其是原发病灶或转移病灶，指导下一步治疗。

2.7　什么是射频消融？哪些患者适合做射频消融？

射频消融术是针对原发和转移性肺癌有效治疗的新技术，它具有创伤轻微、恢复快、生活质量高、可重复进行等优势。射频消融术的原理是通过高热，使肿瘤组织发生凝固性坏死，从而彻底失去活性和转移潜能。该技术适合于无法耐受手术治疗的原发性肺癌患者，及各种肿瘤导致的单发肺部转移病灶的患者。

2.8 肿瘤标记物高就一定是肿瘤吗？

通常只要是某种细胞生长得快，肿瘤标记物就会升高。肝炎、甲亢和发热等疾病由于其发病特点，有时也会引起肿瘤标记物升高。因此肿瘤标记物的升高不能就说是患了肿瘤，其他疾病也可以使它升高。但升高的幅度没有那么大，通常不超过2倍的正常值。严格讲，单一的肿瘤标记物增高是不能诊断任何一种肿瘤的。临床上医生们通常需要考虑多种因素，如多种肿瘤标记物联合诊断以及影像学证据。所以体检时发现一种肿瘤标记物轻度升高不用过于紧张，需要完善其他检查。如无异常仅需每年正常体检观察肿瘤标记物变化即可。

2.9 肺手术有哪些方式？

（1）肺楔形切除术（图10-3）：通过局部切除的方式切除肿物，最大程度保留肺组织。通常用于位于肺周边的肺良性肿物的切除，早期肺癌的治疗，以及无法耐受肺叶切除的肿瘤患者的治疗。有些肺肿瘤虽然很小，但位于肺实质内靠近肺门，因此也无法进行楔形切除。

（2）肺叶切除术+淋巴结清扫术：切除病变所

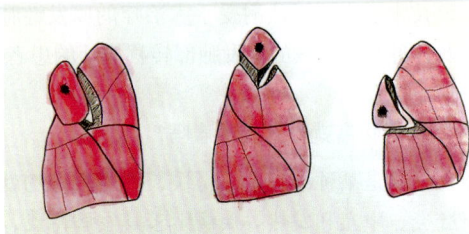

图10-3　肺楔形切除示意图

在肺叶，并清扫同侧纵隔淋巴结。通常用于肺癌的治疗。

（3）肺段切除术（图10-4~图10-5）：切除肿物所在肺段。尽量保留肺功能，主要用于无法耐受肺叶切除的肿瘤患者的治疗。

（4）全肺切除（图10-6）：部分较大的中心型肺肿瘤，或者病变同时侵犯一侧肺的上下肺叶，需要切除一侧全部肺组织。

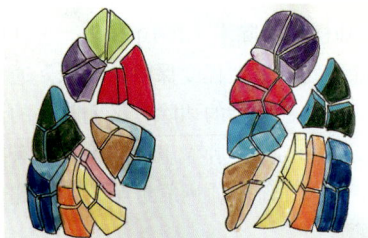

图10-4　肺段解剖示意图

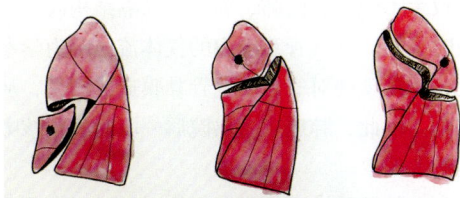

图10-5 肺段切除示意图

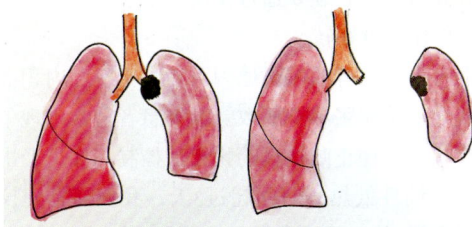

图10-6 全肺切除示意图

2.10 肺手术后为什么总是咳嗽、伤口及周围隐痛、麻木?

　　肺部手术术中需要对肺组织及支气管进行切割,并清扫纵隔淋巴结,这些操作都有可能是术后患者产生咳嗽的原因,为了把肿瘤切除干净,手术中还须要进行一些神经的显露、探查或切断。为了减少渗血渗液,也可能进行电凝或缝合止血,或者在手术结束时放一些止血材料在肺门和纵隔的创面上。所有这些操作都导致手术侧胸腔内肺、肺门、纵隔结构改变，造成呼吸时气管、支气管系统内的气体流体动力学参数发生变化，这就会对气管支气管黏膜造成刺激，从而引发咳嗽。因此，肺癌患者出院后一段时间内咳嗽大多数是正常现象。

也有少数肺手术后的患者出院时肺里还有些痰没咳干净的、有轻微肺部炎症也可以引起咳嗽。当出现体温升高时，那就须要通过使用抗生素和化痰药物来治疗，促使咳嗽好转。

也有一些患者的咳嗽原因可能由于胸腔内积液以及积气导致肺膨胀不全所致。此类患者通常出现午后低热症状，往往止咳化痰药物无法控制。如患者出院后出现持续性低热，时间超过3天，我们通常建议门诊复查胸部X线，排除胸腔积液及气胸的可能。

对于术后慢性咳嗽，在排除其他外科并发症的情况下，我们建议进行中医辅助治疗，往往可以取得比较好的效果。

胸部手术，即使是胸腔镜微创手术，也都要进入胸腔操作，所以无论切口大小，都要切开胸壁全层，深入胸腔，这一切开的过程必然要损伤肋间神经的小分支；而神经损伤后的修复很缓慢，所以手术后伤口及周围会长时间感觉轻度的隐痛、麻木，这是所有胸部手术都有的问题，对身体并没有多大的影响，患者不必为此过于担心。

2.11 什么是低剂量螺旋 CT？

低剂量螺旋CT（LDCT）是指基于能够检测到肺部小结节的最低扫描范围和放射浓度的CT检查技术，也就是用很小的X线剂量达到普通CT同样的效果。低剂量螺旋CT目前被推荐为肺癌筛查的标准手段，大规模的临床研究证明：低剂量螺旋CT筛查可以降低20%的肺癌病死率。

有以下高危因素者，应接受每年一次的低剂量螺旋CT筛查：①长期吸烟，烟龄超过20年，每天吸烟超过20支以上者，或有被动吸烟的家庭成员；②年龄在40岁以上者，伴有胸痛、咳嗽、不明原因的痰中带血丝、消瘦、体重下降等症状；③有家族性的肿瘤史特别是肺癌遗传史者；或有过肿瘤病史者；④有肺部结节，特别是大小在1 cm以上，或伴有毛刺样、分叶状或毛玻璃样改变者；⑤有肺结核病史、特别是有结核瘢痕者；⑥有职业致癌因子接触史，如工作环境中有石棉、无机砷化合物、煤烟、焦油、石油中的多环芳烃，以及长期受到厨房油烟污染、室内烧香和煤烟污染。

2.12 为什么很多肺部疾病需要做气管镜？

人的气管向下分出支气管、叶支气管、段支气管、小支气管、细支气管等，恰似一棵倒立的大树，也称支气管树，细支气管终末端为肺泡，形如葡萄串。支气管树、肺泡与周围伴行的血管、神经及淋巴组织，共同构成了我们的肺。所以气管和支气管是我们肺的一部分，可以通过气管镜的检查，来反映肺部病变的情况。

气管镜检查（图10-7）是将细长的气管镜经口或鼻置入患者的呼吸道，即经过声门进入气管和支气管以及更远端。气管镜的头端多有摄像头，可将气管和支气管内的情况投影到屏幕，直接观察气管和支气管病变。根据患者病情及镜下观察到的病变情况，进行

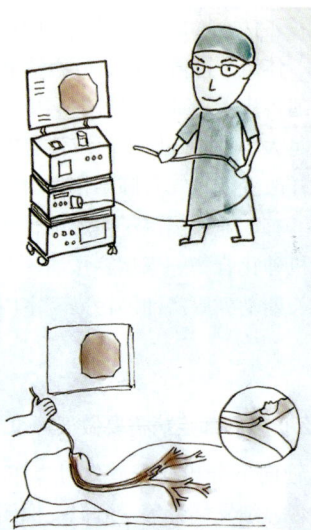

图10-7　气管镜检查

相应的检查，如支气管灌洗、黏膜刷检、病灶活检、经支气管透壁肺活检及针吸活检等。大多数肺部及呼吸道疾病，如肿瘤、间质性肺病、肉芽肿性疾病以及某些难以确定致病菌的肺部感染需要通过气管镜检查来确诊。

2.13 无痛气管镜真的无痛吗?

目前，大多数医院在气管镜检查时仍采用传统的局部麻醉方法，患者在清醒的状态下接受检查，当气管镜进入声门及声门以下气管时，患者容易出现咳嗽、憋气、恶心等不适感。有咽部慢性炎症的患者，黏膜表面麻醉的效果常不满意。患者更是普遍存在情绪紧张或恐惧心理，导致其不愿接受检查或在检查中不能很好配合，尤其是一些存在心脑血管疾病或肺部基础疾病的老年患者，医生有时甚至不得不中断操作。

目前临床上已经广泛开展了一种更加有效、安全且痛苦少的气管镜检查方法，这就是无痛气管镜，患者轻轻松松无任何痛苦就能完成气管镜检查。无痛气管镜检查其实就是在静脉麻醉下进行气管镜检查，由内镜医生和麻醉医生配合共同完成的。麻醉医生根据检查要求及患者情况选择麻醉方式和静脉麻醉药，并监测手术的安全性。气管镜检查时应用的静脉麻醉药起效迅速、作用时间短，具有良好的镇静、镇痛作用及短时记忆缺失的作用，停药后患者可很快清醒。无痛气管镜适用各年龄段的患者，除经支气管肺活检以外（需患者清醒配合），基本上所有需气管镜的检查都可适用。

2.14　肺部疾病为何手术以前还要做腹部B超和脑部磁共振检查？

　　一方面是由于脑和一些腹腔脏器（肾上腺、肝脏）是肺癌常见的转移部位，术前需要通过相应的检查来明确有无转移病灶，以此作为决定能否手术以及制定具体治疗方案的重要依据。另一方面，大多数肺部手术都属于大手术，需要相对较长时间的全身麻醉和手术操作，对患者的身体，特别是肝肾这样的重要脏器以及脑血管来说，都是重大的考验。因此，胸外科医生和麻醉医生在术前需要相应的检查结果来综合评价患者对于手术的耐受性、安全性。

2.15　为什么手术前医生让我停用阿司匹林或氯吡格雷？

　　随着人口的老龄化，越来越多人需要口服阿司匹林来预防心脑血管疾病。另外有些患者心脏放置了支架，术后也需要长期服用阿司匹林或氯吡格雷等抗凝药物来防止术后血栓形成。但是，这些患者如果需要接受外科手术，就必须要停药。因服用阿司匹林、氯吡格雷等抗凝药物导致术后大出血、甚至死亡的案例时有发生。

口服阿司匹林、氯吡格雷的主要作用是抗凝血，这类药物能抑制血小板的聚集从而起到抗血栓形成的作用，而这种对血小板抑制作用是永久、不可逆转的。血小板进入血液后，平均寿命7~14天，即经过7~14天，全身的血小板才会更新一遍。因此，术前抗凝药物的停药时间至少为5天，最好7天以上，以免引起出血倾向。

（游宾　李彤　张文谦　赵彦）

第十一章 食管癌

1 患者住院治疗流程

北京朝阳医院胸外科患者住院治疗流程见图11-1。

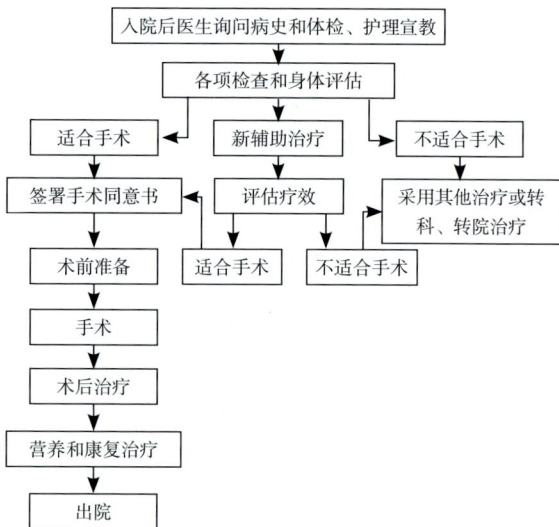

图11-1 患者住院治疗流程图

2　常见问题解答

2.1　我的食管手术为什么需要腹部和胸部两个切口？

食管是连接咽部和胃的管状结构，是食物进入胃的通道，主要部分位于胸腔，而胃是位于腹腔，所以通常需要两个切口。当然，针对不同位置的肿瘤也会有不同的选择；您的病情需要进行胸、腹部两个切口。

2.2　我的食管手术为何脖子还有切口？

部分食管手术患者的肿瘤位置比较高，要切除的部位也相对较高，有些位置在胸腔里无法完成，所以要在脖子的地方开个小口才能把肿瘤完全切干净。

2.3　食管手术为什么术后近期不能进食水？

食管手术之后，食管吻合的部位比较脆弱，食物经过时一方面容易物理划伤，另一方面食管对食物的蠕动会加重对吻合口的牵拉等原因会导致吻合部位愈合不好。举个例子，刚刚用水泥把两根水管道连接起来，需要等水泥完全凝固之后，才能通水。同理，食管术后短期内不能进食水。

2.4　食管手术为何术后要插胃管？

术后放置胃管很重要，一方面是把胃内的东西吸引出来，因为正常情况下胃每天要分泌800~1 200 mL

的液体，而手术后头几天胃肠道的功能还没有完全恢复，所以胃内会堆积许多液体，这会导致腹胀，也会影响食管胃吻合部位的愈合。而放置胃管后，可以吸出胃肠内气体和液体，降低胃肠内张力、减轻腹胀；减少缝线张力；改善胃肠壁血液循环，促进消化功能恢复。另一方面，也可以通过胃管引流出液体的颜色，了解病情变化，如引流出大量红色的液体，就应考虑患者有活动性出血，提示医生及时进行处理。

2.5 手术以前都需要做哪些检查？一般需要多少天？

术前的常规检查主要包括胸、腹CT，头颅MRI，上消化道造影，心电图，超声心动图，下肢静脉超声等。这些检查通常需要7~10个工作日左右；部分还合并有其他疾病的患者，可能要根据个别的需要或上述的检查结果，加做一些检查。

2.6 食管术后为何总有反酸的症状？

这是食管术后的常见现象。正常食管和胃之间有个肌肉阀门和一定的角度，所以胃里的东西就不容易反流回食管；手术后食管的肌肉阀门和角度都没有了，变成了一个长管子，所以胃液容易返到食管，感觉反酸（图11-2）。

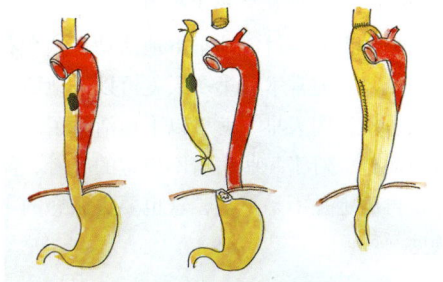

图11-2　食管癌手术切除后，胃食管吻合示意图

2.7　什么样的患者需要做冠状动脉检查？

既往有冠心病、可疑冠心病或者既往有过栓塞的患者，以及部分高危患者。

2.8　手术以前为什么不能吸烟？

吸烟的危害很大，术前吸烟会严重损伤肺功能，而且产生大量黏痰，也会影响呼吸道和肺组织的抵抗能力，容易被细菌入侵，非常不利于术后的恢复，甚至可能产生严重的肺炎而导致死亡。同时吸烟也会影响其他脏器的功能，比如可以影响心脑血管功能，增加术后心脑血管并发症的风险等。所以，术前一定要戒烟。

2.9 手术以后什么时候应该下地活动?

原则上术后要尽可能地早下地活动,这会有利于您疾病的恢复。通常术后第一天就可以下地活动,也就是今天手术,明天早上就可以下地活动了。当然,也要量力而行,对于一些病情不稳定的患者,需要稳定之后,再决定是不是下地,这也要遵循您的主治医生的意见。

2.10 为什么手术以后需要做雾化吸入和咳嗽排痰?

雾化吸入的作用就是稀释痰液,让痰液更容易咳嗽出来。手术会产生很多痰液,痰液里容易滋生细菌,造成感染,还容易堵塞气管,造成呼吸不畅,所以要尽量把痰液咳出来,促进快速恢复。

(游宾　苗劲柏　刘毅)

第十二章　气胸

1　患者住院治疗流程

北京朝阳医院胸外科患者住院治疗流程见图12-1。

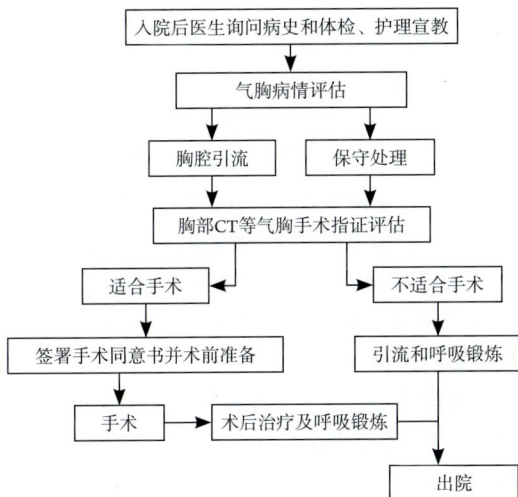

图12-1　患者住院治疗流程图

2　常见问题解答

2.1　气胸有哪些症状?

自发性气胸好发于年轻患者,其主要症状是活动后胸痛、胸闷、憋气。

青年患者在剧烈运动、工作压力或紧张情绪较高时,突然出现胸痛、胸闷憋气等不适,有可能是自发性气胸,需要到急诊或胸外科专业门诊就诊。

2.2　自发性气胸需要做手术吗?

自发性气胸通常是由于肺大泡破裂等因素引起,临床上具有多见于青少年、反复发作等特点。对于由于肺大泡破裂等因素引起的自发性气胸,通常的治疗方法是手术治疗。

当患者存在一些其他因素时,我们可以考虑保守观察或者抽气治疗。①首次发作,肺萎陷在20%以下,不伴有呼吸困难者,可以选择卧床休息,减少活动等方法,但也要严密观察患者的病情变化。②对于身体条件无法耐受手术的患者和不愿接受手术的患者,临床上可以采取抽气治疗,包括胸膜腔穿刺抽气、胸腔闭式引流术等。

对于经胸部CT证实存在肺大泡或是在临床上反复出现同一侧气胸的患者,仍建议通过手术的方法进行治疗。

2.3　自发性气胸手术是微创吗?

肺大泡等因素导致的自发性气胸通常情况下需要通过手术治疗,主要方法是将有病变的部分肺组织切除并行胸膜固定,从而避免自发性气胸再次发作。近年来随着胸腔镜技术的发展与成熟,目前多采用手术切口小、创伤小的胸腔镜治疗自发性气胸,切口2~3 cm,较剖胸手术恢复快、创伤小。

2.4　为什么气胸容易反复发作?

气胸容易反复发作与气胸的病因有直接关系,有些反复发作气胸的病因是肺大泡、肺气肿以及某些先天性疾病等等。对于青少年患者,多因肺大泡的破裂反复发作,且常见双侧病灶,需要通过手术方法切除肺大泡避免复发;对于年龄较大的患者,多由肺部基础病变引起,如肺气肿等,亦可导致气胸反复发作,必要时同样需要通过手术方法进行治疗。

(游宾　傅毅立　李欣)

第十三章　纵隔肿物

1　纵隔肿瘤是良性还是恶性的？

纵隔位于胸骨后脊柱前的位置，包含心脏、大血管、气管、食管、众多的神经以及淋巴组织等。纵隔肿瘤种类繁多且较为复杂，其中原发性纵隔肿瘤大部分是良性的，小部分为恶性。

常见的原发于纵隔的肿瘤可分为：①胸腺瘤、胸腺癌；②纵隔生殖细胞肿瘤；③畸胎瘤；④淋巴瘤等。分型及良恶性主要依靠病理学诊断，但无论是良性还是恶性，纵隔肿瘤的治疗原则是手术治疗。

2　纵隔肿瘤有哪些症状？

大多数纵隔肿物没有明显症状，少数不同类型的纵隔肿瘤会出现不同的症状，肿瘤生长到一定大小后常会出现压迫症状。肿瘤本身的性质会使得症状表现有所差异，例如胸腺瘤患者可伴有重症肌无力，少数胸内甲状腺肿瘤的患者有甲状腺功能亢进症状。

此外，继发感染、肿瘤压迫、病变浸润等也会引起一些常见症状，包括：①感染症状：囊肿破溃或肿瘤感染影响到支气管或肺组织时，会出现发热、咳嗽、咳痰等症状。②压迫症状：气管或肺组织受压时，会出现咳嗽、咯血等症状；上纵隔肿瘤压迫血管可以出现上腔静脉综合征；食管受压可能出现吞咽困难等症状。③神经系统症状：多见于肿瘤压迫或侵蚀神经产生，如肿瘤侵及膈神经可引起呃逆及膈肌运动麻痹；如肿瘤侵犯喉返神经，可引起声音嘶哑；如交感神经受累，可产生霍纳综合征。

（傅毅立　李欣）

第十四章　支气管扩张

1　中青年出现咳痰、咯血应该怎么办?

可以引起咳痰、咯血的原因有很多，常见的因素主要有肺部肿瘤、支气管扩张和肺结核。年轻患者出现咯血的情况，就要高度警惕两个疾病了，一是结核，二是支气管扩张。这两种疾病都与感染有关，大部分病情较轻的患者经内科治疗均可好转。但病情加重到一定程度后就有可能需要外科介入行手术治疗。对于青年患者一旦出现咯血症状，需要有足够的认识，也不必太过紧张，尽快前往医院就诊会比较安全，胸部CT检查基本能够提示咯血的原因和咯血的来源。支气管镜检查是评估咯血患者的第二步检查。出血的最初48小时内，支气管镜检查发现出血部位的可能性大。明确出血的原因以后，需要根据病情给予保守治疗，例如药物治疗；必要时可以选择介入手段，例如支气管动脉栓塞；大咯血时，如果所有的保守治疗均不能控制出血，住明确出血部位的情况下，没有明确的手术禁忌则应毫不犹豫地选择手术治疗。

2　支气管扩张患者中为什么只有我需要手术?

　　大部分支气管扩张患者只需要接受内科治疗，当然内科保守治疗包括的范畴较多，包括抗生素的使用、雾化吸入以及气道管理等等。对于出现咯血的患者内科治疗也是首选，主要是应用止血药物。在咯血控制欠佳时会考虑介入手段的参与，通过对出血血管的栓塞达到止血的目的，控制仍不理想的患者才需要考虑外科手段的介入，也就是通过手术的方法将出血的区域切除。当然外科手段的介入还需要确定出血位置是否局限以及患者的全身情况是否有条件耐受手术的刺激。总体来说，最终接受手术的患者比例并不太高。在临床中我们认为达到以下情况时患者需要考虑手术治疗：支气管扩张已经明确诊断，接受了内科治疗达到6个月，且症状无减轻，病变局限或双侧病变，但主要病灶集中于一个肺叶，无明确手术禁忌者；反复咯血患者或急性大咯血危及生命者，经非手术治疗无效，应尽快通过经气管镜等方法明确出血部位，争取在咯血间期全身情况改善条件下手术；紧急手术挽救生命时可适当放宽手术指征。

3 手术能治愈支气管扩张吗?

支气管扩张的病因有很多，现在认为气管黏膜纤毛缺失或功能不全是支气管扩张的病生理表现，通常病变范围较我们在临床中看到患者影像学的病灶更为广泛，基本确诊的患者都接受过内科治疗，在内科治疗控制不理想时要介入外科治疗，所以手术只是治疗支气管扩张的一种手段。接受手术患者也不是将全部病变均切除，只是针对引发症状的局部病灶或出血的区域进行手术切除。在临床中对于接受手术的95%的患者来说，可以从手术中获益，但并不代表手术可以治愈支气管扩张。

4 如何正确选择支气管扩张的治疗方法?

支气管扩张的病因有很多，但是基本的临床症状都与继发出现的感染有着直接关系，如果患者的肺部感染通过内科治疗能够得到有效的控制，患者只要注意很好的呼吸道自我保护，加用必要的内科保守治疗即可。当然几乎所有的支气管扩张患者最初都接受过内科治疗，主要包括控制感染、支气管扩张药、体位引流及排痰等等。

内科保守治疗包括的范畴较多，包括抗生素的使用、雾化吸入以及气道管理等等。支气管扩张的患者大多都有较为长期使用抗生素的问题，但是长期使用抗生素对有些患者并非有益，使用不规范可能导致耐药的出现，使病情复杂化。支气管扩张药通常是喷雾剂，可减轻黏膜水肿，解除支气管痉挛，应用化痰药、每日拍背及体位引流都是为了把肺里的痰排出来，通过这些方法可以有效地控制支气管扩张。对于出现咯血的患者内科治疗也是首选，主要是应用止血药物。在咯血控制欠佳时会考虑介入手段的参与，仍控制不理想的患者需要考虑外科手段的介入，也就是通过手术的方法将出血的区域切除。当然外科手段的介入还需要确定出血位置是否局限以及患者的全身情况是否有条件耐受手术的刺激。

（傅毅立　李欣）

第十五章　肺良性肿瘤

1　什么是肺良性肿瘤？

肺部良性肿瘤比较少见，不到肺部所有肿瘤的5%，占外科手术治疗肺部肿瘤的10%。但是其种类很多，可起源肺和支气管的各种不同类型细胞，大多数肺良性肿瘤位于肺实质内，仅6%位于支气管内；约90%的支气管肺良性肿瘤为孤立性肿瘤，并且在肺的周边部，多发性病变罕见。肺多发性良性肿瘤主要有：肺良性转移性平滑肌瘤、肺淋巴管平滑肌瘤等。临床上以错构瘤为最常见。绝大多数无临床症状和体征，常在检查时发现。

2　肺良性肿瘤分几种？

常见的肺孤立性良性肿瘤主要有以下几种：肺错构瘤、肺炎性假瘤、肺乳头状瘤、肺软骨瘤、肺脂肪瘤、肺平滑肌瘤、肺硬化性血管瘤、肺良性畸胎瘤等；肺多发性良性肿瘤主要有：肺良性转移性平滑肌瘤、肺淋巴管平滑肌瘤等。临床上以错构瘤为最常见。

3　肺良性肿瘤治疗方法有哪些？都必须手术吗？

肺部良性肿瘤种类繁多，不同种类的肿瘤治疗方法不尽相同，临床上需要根据肿瘤生长特性、位置、大小以及周围组织器官决定不同的治疗方法。主要的治疗方法包括：气道内介入治疗（气管镜下电切、冷冻、氩气刀等）、经皮介入治疗（射频、微波、冷冻等）、肿瘤局部剔除（铥激光）、肺局部楔形切除、必要时也可以采用亚肺叶（肺段）及肺叶乃至全肺切除。总体的切除原则包含两个"最大"，即最大可能彻底切除病变以及最大限度地保留正常肺组织。如术前考虑有良性肿瘤的可能，而术中需切除较多肺组织时，术中应先做冰冻病理活检，考虑病理性质倾向良性时，应尽量保留肺组织。例如肺错构瘤，其发病率在肺部良性肿瘤中占第1位，对于肺错构瘤应及时采取手术切除。手术方式可采用单纯剔除、局部摘除、楔形切除或肺段切除。病灶较大且位于中心型错构瘤，必要时可以采用肺叶切除术。

肺部良性肿瘤大多有生长较慢的特点，且对生理功能影响较小，如肺功能差或身体其他条件难以承受手术时，可选择严密观察，定期随诊。对可能或已有并发症者，应尽早手术，减少发生肺实质不可逆损害的风险。

4 肺良性肿瘤切了之后还会再长么？

肺良性肿瘤由于病灶的特性不同所采用的治疗方法也不尽相同，如果患者的病灶为孤立病灶并接受摘除和肺楔形切除以上等根治性手术，通常不会再复发，1次手术后无须再次手术。如果病灶仅接受局部介入治疗，其存在复发风险同样也存在再次手术的可能。此外某些肺良性肿瘤，具有恶性生长的特点，1次手术后存在转移和复发的可能，此类患者手术后仍有再次手术的可能。

（傅毅立　李欣）

第五部分

出院教育

第十六章　出院手续、流程及温馨提示

1　办理出院手续

（1）医生开出院医嘱及出院通知单，如您有特殊带药要求请提前告之医生，每日上午10:00之后不能再追加出院带药。

（2）护士下午13:00之后将出院通知单交与患者家属，家属携带出院通知单、腕带和住院押金条（粉色）去一层住院处办理出院手续。

（3）自费、农村合作医疗、报销和各种商业保险患者出院当日账目结清，请您带足费用，了结住院期间拖欠金额才可办理出院。

（4）医疗保险患者（手术除外）出院当日到住院处盖章，一周后结清全部费用，多退少补，如刷卡交费，出院退费需带原交费卡。手术患者出院时需交全部费用的80%，请您提前咨询责任护士。

（5）住院处盖章后返回8层护士站，出示已盖章的出院通知单，交回腕带和陪住证，领取出院带药。

胸外科护士站电话：85231454，医生办公室电话：85231044。

2 出院流程

北京朝阳医院胸外科患者出院流程见图16-1。

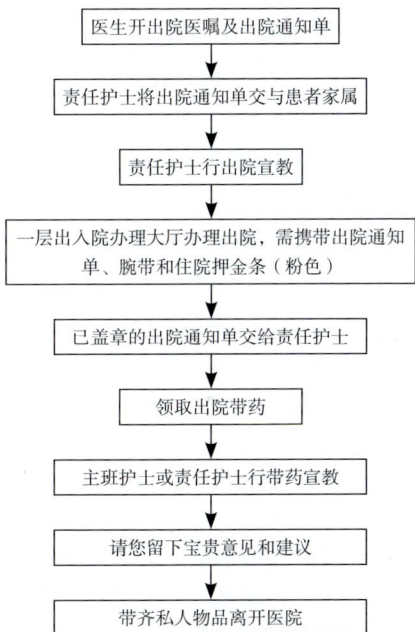

图16-1　出院流程

3　温馨提示：换药、复查、特种病办理

3.1　伤口换药、拆线流程

（1）门诊挂胸外科号；

（2）A座4层胸外科门诊就诊；

（3）医生开具换药用的材料费后交费；

（4）将交费收据交给医护人员，换药、拆线。

3.2　定期复查要求及注意事项

　　恭喜您顺利完成住院期间的治疗，出院后请您加强营养，逐渐增加活动量，增强体质，并遵医嘱定时服药，定期复查，现将换药流程告知如下：

（1）手术患者：

◆ 手术后伤口疼痛多由胸膜反应及肋间神经挫伤造成，适当锻炼可以好转。

◆ 出院后请按医嘱服药，门诊随诊复查，每周一至周五全天专业门诊，周六、日上午半天门诊。

（2）化疗患者：

◆ 出院3日后复查血常规，如有异常及时告知医生，办公室电话：85231044。

◆ 按时服药，坚持治疗，及时了解病情变化。

◆ 出院后请按医嘱服药，门诊随访，每周一至周五全天专业门诊，周六、日上午半天门诊。

3.3 复印病历方法

（1）病历复印流程：

◆ 办理出院后至少7个工作日后，可以去病案科办理病历复印。

◆ 携带患者本人身份证及代办人身份证。

◆ 病案科地址：出A座门诊楼挂号大厅，往左走，职业病病房南侧即是。

（2）病历邮寄流程：

◆ 当天办理完出院手续。

◆ 携带住院处盖好出院章的出院通知单，患者本人身份证及代办人身份证。

◆ A楼门诊楼大厅一层"一站式服务中心"办理邮寄手续。

病案科办公时间：周一至周五早8:00~16:00。

3.4 特种病办理方法

（1）特种病只适用需要化疗或放疗的人群；

（2）出院时主管医生开具诊断证明；

（3）出院后带医保卡和诊断证明到门诊楼大厅"一站式服务中心"领取特种病申请单；

（4）带医保本来病房请主管医生填写特种病申请单；

（5）一层医保办公室盖章；

（6）以上过程需在此次住院与下次住院期间办理，再次治疗时方可享受特种病补助。

（刘玉萍　李娜　刘爱欣）

第十七章　不同患者出院宣教及饮食指导

1　肺部手术患者

您结束在胸外科的住院治疗，康复出院，主管医生开具出院通知单后，患者可以在当日下午13:00以后携带住院押金条（粉色），办理出院手续，出院后请注意以下几点：

（1）饮食方面：①加强营养，多进食高蛋白、高热量、高维生素、易消化饮食，禁烟酒；②保持大便通畅，多进食粗纤维饮食，必要时使用缓泻药物，养成良好排便习惯。

（2）保持情绪稳定，精神愉快，增加战胜疾病的信心。

（3）在家开窗通风，注意室内空气调节，雾霾天气不要出门锻炼身体，避免去人多封闭场所，预防上呼吸道感染。

（4）逐步增加活动量，手术后伤口疼痛多由胸膜反应及肋间神经挫伤造成，适当锻炼可以好转。

（5）出院后请按医嘱服药，门诊随访，每周一至周五全天专业及专家门诊，周六、日上午专家门诊。

2　肺减容患者

您结束在胸外科的住院治疗，康复出院，主管医生开具出院通知单后，患者可以在当日下午13:00以后携带住院押金条，办理出院手续，出院后请注意以下几点：

（1）戒烟！

（2）氧疗：>15小时/天，1~1.5升/分钟。

（3）营养支持：摄入高营养食物，增加高蛋白食物饮食，保证机体需求。

（4）室内保湿，保暖，室内经常通风保持空气新鲜。

（5）呼吸功能锻炼：

◆ 缩唇呼吸：4次/天，5~10分钟/次；

◆ 腹式加压呼吸：4次/天，5~10分钟/次；

◆ 呼吸锻炼器：慢吸使小球缓慢上移；

◆ 爬斜坡（循序渐进）。

（6）药物治疗：长期坚持用药，不可自行停药、减药。

（7）定期复查：1个月、3个月、6个月（心脏彩超、肺功能、血气分析）。

（8）出院后请按医嘱服药，门诊随访，周一至周五均有专家门诊及专业门诊，周六、周日上午专家门诊。

3　气胸患者

您结束在胸外科的住院治疗，康复出院，主管医生开具出院通知单后，患者可以在当日下午13:00以后携带住院押金条（粉色），办理出院手续，出院后请注意以下几点：

（1）饮食方面：加强营养，多进食高蛋白、高热量、高维生素饮食，不挑食、不偏食，禁烟酒。

（2）气胸治愈后1个月内避免剧烈运动，避免抬举重物；3个月内避免乘坐飞机，逐步增加活动量。

（3）预防上呼吸道感染，避免剧烈咳嗽，避免去人多封闭场所，禁烟酒刺激。

（4）出院后请按医嘱服药，门诊随诊，每周一至五全天专业及专家门诊，周六、日上午专家门诊。

4　食道疾病患者

您结束在胸外科的住院治疗，康复出院，主管医生开具出院通知单后，患者可以在当日下午1点以后携带住院押金条（粉色），办理出院手续，出院后请注意以下几点：

（1）饮食方面：①每餐饮食定量、适量，不要感到饱胀，七分饱为宜：每口饮食不可过多，小口细嚼慢咽，禁止大口吞咽食物。②少量多餐，出院后每日5~6餐，不宜过饱，餐量逐渐增加，6~8个月恢复正常每日3餐，睡前2小时不要进食。③饮食宜清淡，多进食高热量、高维生素、高蛋白、易消化饮食，避免生冷辛辣、酒等刺激食物，多食蔬菜水果，少食胀气、油脂多的食物。进食后坐立30分钟后再卧床，防止食物返流。④保持大便通畅，多进食粗纤维饮食，必要时使用缓泻药物，养成良好排便习惯。⑤当有吞咽困难、恶心、呕吐等不适症状及时就诊、检查、治疗。

（2）保持心情舒畅，适量活动，避免劳累及受凉，冬季注意保暖，开窗通风，预防上呼吸道感染。

（3）手术后伤口疼痛多由胸膜反应及肋间神经挫伤造成，适当锻炼可以好转。

（4）出院后请按医嘱服药，门诊随访，每周一至周五全天专业及专家门诊，周六、日上午半天专家门诊。

（刘玉萍　李娜　刘爱欣）

第六部分
患者心声

第十八章　面朝大海，春暖花开

——记北京朝阳医院胸外科经治患者心路历程

外科医生冯老、年逾80的马老、企业干部岳先生、青年陈冰……他们本是年龄不同、生活阅历不同的人，用自己的方式演绎着自己的人生，却在人生的某个时刻，与北京朝阳医院胸外科产生了交集。

他们是不幸的，在人生旅途中遭受病痛；但同时又是幸运的，因为北京朝阳医院胸外科以对业务精益求精的打磨，以对生命岿然不动的坚守，成为他们以及众多患者的生命守护者。

聆听他们的故事，我们发现了共同的闪光点，那就是直面疾病的勇气，不背着"石头"上山的良好心态：身体抱恙，不会让心境再变得沉重。他们用一颗平常心，迎接生命的挑战，享受生活赋予的美好。因为他们相信，"面朝大海，春暖花开"（图18-1）。

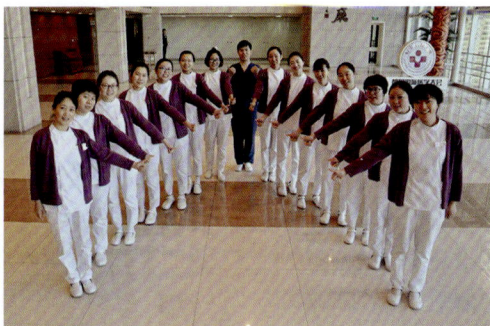

图18-1　朝阳医院胸外科护理团队

1　肿瘤越早治疗越好！

冯老是名已经退休的外科医生，2014年，在70多岁的年纪，因心脏问题到北京某三甲医院就医，进行胸部平扫时，发现左肺上叶有一个结节，且结节有毛刺。从医多年的他，本能地意识到这常常是"不太好"的迹象，恶性的可能性比较大，同为医生的老伴也持有同样的观点。同时，心内科医生也注意到了这个问题，建议转到北京朝阳医院呼吸科。

冯老经过谨慎思考，最后决定到北京朝阳医院胸外科就诊，"我知道北京市第一家高压氧仓就建在朝阳医院，他们在呼吸领域肯定积累了不少经验。胸外科和呼吸内科是医院的优势科室，技术上信得过"。

同时，他理性地分析，"朝阳医院是家综合性医院，各科室水平都很高。一旦治疗肿瘤过程中出现什么问题，比如说心脏出现问题，可以及时得到解决，而这是肿瘤专科医院没有的优势"。

于是，冯老来到北京朝阳医院胸外科的专家门诊，医生考虑为恶性肿瘤，收治入院。由于肿瘤发现得比较早，最大直径仅为1.8 cm，且癌细胞没有发生转移，进行了肺叶切除术，术后康复很顺利。

近年来，随着公众健康意识的增加、健康体检的普遍开展和低剂量螺旋CT的应用，越来越多的肺部小结节被发现。朝阳医院胸外科特开设了小结节门诊，使更多早期肿瘤得以早期发现，有了早期治疗的机会。

冯老回想，当时看到片子上的结节，自己先是惊讶，但毕竟年事已高，有过丰富的人生经历，又加上从医多年，没少在手术台上救死扶伤，如今癌症落到自己身上，也能坦然面对，没有特别紧张和焦虑。

"但是我知道肿瘤越早治疗越好，所以抓得很紧。我抓得紧不等于我心情紧张，我还是像平常一样该吃吃、该喝喝、该睡睡，没影响我的情绪。"冯老说："直到现在，我有的时候还把它忘掉了，觉得自己就是常人，要把生活过好"。

平日里，他非常注重营养的补充，并进行适当的身体活动。每天走四五公里路，经常参观美术馆、展览馆，看书听音乐，每年还会到定居德国的女儿那里待上几个月……年逾80的冯老，给年轻人树立了好榜样，用自己喜欢的方式书写着自己的人生。

2 做"听话"的患者

与冯老病情类似，2013年8月7日，企业退休干部岳先生因早期肺癌进行了肺叶切除手术，术后恢复顺利，至今未出现过不适。岳先生病情的顺利恢复，与自己的"听话"分不开。"要听医生的话，医生让干啥必须做到，让锻炼真得加强锻炼。"岳先生说。

术后早期加强功能康复锻炼是促进康复的重要手段，包括早期咳嗽促进肺复张、早期主动活动肢体预防静脉血栓、早期下床活动加速康复等。

医生嘱咐早下床活动，术后第2天一早，岳先生便下床，提着引流瓶，到楼道里溜达。及早活动也使他比别人恢复得更快，手术后第2天便拔除了胸腔引流管，术后3天便出院回家。

"闲不住"的岳先生本就是个爱运动的人，年轻时是位"运动健将"，兴趣爱好广泛，"年轻时没有我不好（喜好）、没有我不会的"，他自豪地谈起，乒乓球、篮球、登高跷、滑旱冰、象棋、围棋……这些他都喜欢，还曾参加过北京市的乒乓球比赛，曾获区环城赛跑中年组第二名。"55岁以前，我医保卡从没开通过。"

这次住院手术，也源于一次运动后。2013年4月，在一次自行车比赛后，岳先生突然高烧不退，在当地区医院输液半个月仍无效，急诊科主任建议进行增强CT检查，"当时还有些不情愿，觉得没多大的事，没必要做。"但检查结果出来后，急诊科主任便建议他去北京朝阳医院看看，"因为朝阳医院呼吸专科实力比较强大"。

于是，岳先生来到北京朝阳医院呼吸科就诊，在门诊就被收入院。经一系列检查及肺部穿刺，7月31日确诊为早期肺癌，8月3日转到胸外科，胡滨副主任看完影像片后说马上安排手术，8月7日便进行了手术。手术采用微创的方式，手术切口仅为4 cm左右。岳先生的整个手术过程非常顺利，手术后除刀口处有些疼痛，没有其他不适感。

"当时还以为开大刀呢，没想到是这么小的切口。开始不相信，怀疑这么小的口能把东西取出去吗？做完手术后不禁感叹，现在的医疗水平真高！"岳先生说。

朝阳医院胸外科开展微创手术已有20年，通过胸腔镜可完成肺癌、食管癌、纵隔肿瘤及气管疾病等多种疾病的手术治疗，达到创伤小、痛苦少、术后恢复快、住院时间短等满意效果。

术后，岳先生恢复了正常的生活。他认真地执行着医护的嘱咐，"听医生的没错。"他感慨。术后定期进行复查，术后第一年每3个月复查一次，第二年每半年一次。他也彻底戒了烟酒，还劝身边的人戒烟少喝酒。很难想象，他原来吸烟是平均每天3~3.5包的量，就连手术前一天想的竟然是"要做手术了，得几天不让抽烟啊"。于是，连抽了7根烟，他自己说这7根烟也是对吸烟最后的告别。以前一天3顿酒，手术后也做到了滴酒未沾。出院后他还坚持运动，开始时每天步行3~4千米，后来因体重增加，每天步行14~15千米，减肥效果明显。

遵从医嘱，是尽早恢复健康的重要保障，但这一点却常常被患者忽视，导致病情得不到及时有效的恢复，令人惋惜。

患者的配合对于术后康复起到至关重要的作用，因此，朝阳医院胸外科也特别重视术前的宣教，还专门做了术前宣教的彩页（图18-2）。对于手术的患者，术前护士都会拿着宣教的彩页，逐条向患者讲解，让患者有直观的认识。而后将宣教单留给患者，让其慢慢吸收领悟，有不懂的地方再向医生和护士请教。

除了病房内的宣教，在科室走廊里，患者及家属也可以通过电视里循环播放的宣教知识，全面了解从入院到出院的各种流程、住院期间的注意事项、如何配合医生进行训练等内容，如血栓预防、出院指导、入院手续办理等。

贾珏蕊护士讲述，多数患者会非常重视医护的宣教，主动去练习，但也有部分患者依从性较差，就要

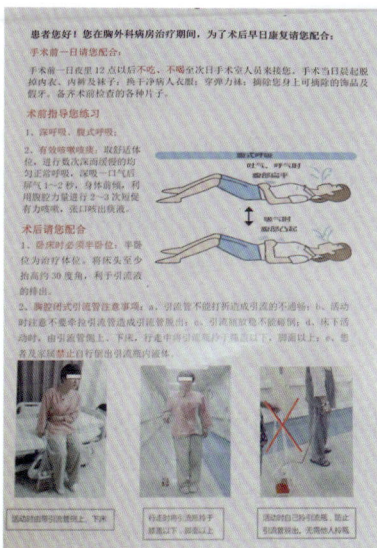

图18-2　朝阳医院胸外科制作的术前宣传彩页

督促、帮助他们去练。为了提高患者的接受程度，她们也在寻找更好的宣教方式，例如遇到依从性不好的患者，会慢慢说，让患者一点点接受；找到宣教的恰当时机，比如在止痛药起效时宣教，而非在患者不舒服的时候进行，这样患者会比较容易接受（图18-3）。

希望岳先生的故事能给后来人提个醒儿——遵从医护的嘱咐，是对自己负责任。

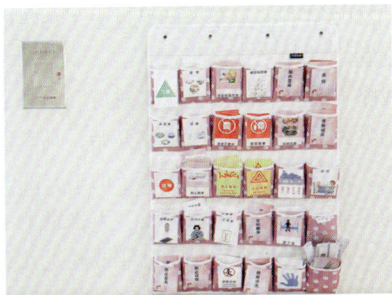

图18-3 病房中各种各样的提示卡

3 以乐观的心态直面疾病

在朝阳医院胸外科的一间办公室里，时不时传来80多岁的马老的笑声。1个小时左右的采访期间，马老大笑了十几次，而且许多次都是因为自己的话笑起来，而那些话很多是诸如"打上麻药后，嘴全麻了；做胃镜真是怕了"等讲述自己病情感受的话。能感觉出来，马老是发自内心的高兴，这些笑容里满含热情与美好，让人很难想象他是一位食管癌术后的患者。

2002年，一次进食后马老感觉食道有些梗阻，此后总是发生呛咳。在老伴的催促下，来到单位定点的某三甲医院耳鼻喉科就诊，医生进行了认真详细的检查，诊断为食管后有"骨刺"。后来，在北京朝阳医院胸外科进一步胃镜检查，取病理活检后，确诊为食管癌，后进行了食管癌切除术，辅以化疗，治疗效果不错。从2002年手术至今，已经过去了15年的时间，没有再复发。

"战略上藐视，战术上认真对待"是马老与疾病做斗争的方式。从得知自己患癌开始，马老便一直看得很平淡。他称自己读过很多庄子的书，庄子对生死有深入的论述，对他影响很大，"人来世上不过几十年，固有一死，因此对于早走几年或晚走几年，我很看得开。"

在他看来，人要活得开朗，得了癌症，要承认它的客观存在，不要瞒着，也不要欺骗自己，要积极治疗，一旦治疗不理想，也要坦然接受，不能怨天尤人。

马老不仅自己放宽心，住院及复查期间还经常给病友做工作，病房的患者都愿意与他聊天。"不要害怕，但也要认真对付它。破罐子破摔是对自己不负责任，也是对家人不负责任。要尽人事，听天命。"

另外，他还劝戒病友得病后要休息好，不要过于劳累，锻炼要适度，提高自己的免疫力，"在精神上要压倒它，也要攒足了体力跟疾病做斗争"。

好心态是疾病恢复至关重要的因素，胸外科副主任医师游宾医生介绍，在消极情绪下，人体的免疫机能会大幅下降。其实医学上的很多治疗手段远达不到人们心目中的神奇效果，有人认为是一片药救了命，不治疗马上就会失去生命，其实并非如此。

"在战场上，药物就像弹药，前线的战士就像身体里的免疫细胞以及各器官功能，即使提供再好的弹药，如果前线的战士不行，也打不了胜仗。自己本身的机能强大，才能发挥战斗力。"因此，全球各种指南都很强调，一定要做患者的生活质量评分，不能吃、不能睡、有症状、焦虑的患者评分过低时，便不建议立即做这些治疗，否则可能无效或发生很大的不良反应。

对于良好心态的重要性，企业干部岳先生也为大家做出了好榜样。刚确诊患癌时，妻子和女儿都吓坏了，他还要给家人做思想工作，"吉人自有天相，我没事，我绝对没问题。"他非常乐观地说。

"得病后我从来没害怕过"，正是这种积极的心态，使他在家族里被评为典范，岳先生在家排行老二，大家都说"有啥事要向二哥学"。手术后出院回家十多天，自己便开车去吃烧烤了。回单位上班后，也一天工作都没有耽误。退休后，便满世界去旅游了。

"积极的心态帮助太大了，"岳先生就曾看到身边有人查出肺癌后不到3个月人便没了，很惋惜。"心理负担太重了，不管谁去看他，眉头就没舒展过。"他说："人的生命只有一次，有人长点，有人短点，把这个看淡就行了。每天过得充实，有个好心态，比什么都强。"

4 开启新的生命之窗

2009年2月24日，是陈冰生命的重大转折点。这一天，他在北京朝阳医院胸外科接受了肺移植手术，从此，一扇新的生命之窗开启。

手术前，陈冰患有严重的支气管扩张，呼吸道反复感染，感冒时病情加重，生活质量极度下降，常年需要住院治疗。经过呼吸内科和胸外科的联合讨论，建议进行肺移植。

李辉主任曾介绍，对于终末期肺病，肺移植是目前唯一的办法。肺移植是当前国际公认的大器官移植中最难的一项，不但手术风险大、技术要求高，而且术后排异反应强烈，且极易感染。肺移植患者的长期存活离不开一个多学科团队的合作，包括外科医生、呼吸内科医生、麻醉科医生、ICU监护医生、物理治疗师和护士等的配合及围手术期管理。

2005年，北京朝阳医院开展了首例肺移植手术，患者至今情况良好。自开展肺移植以来，朝阳医院已经陆续完成了50余例肺移植手术。术后患者肺功能明显提高，生活质量明显改善。

"我们了解过，朝阳医院肺移植水平很高，第一例肺移植患者也是来自我们通州的，已经生存10多年了。虽然肺移植是这么大的手术，存在这么多的风险，后续还有排异的风险，但我们相信朝阳医院，相信医生。医生建议怎么治就怎么治。"陈冰的爱人说。

1个多月后，陈冰等来了匹配的捐献肺源，成功进行了肺移植手术。术后20天左右，便恢复出院了。

在肺移植术后的9年时间里，虽然经历过反复的肺部感染，一路跌跌撞撞走来，但陈冰和爱人的心境也悄然发生了变化。从术前得知能够治疗的喜悦，到肺移植术中要面临各种风险的担忧，再到如今良好的身体状况，心情也放松了许多。如今，他们心怀感恩，过着简单的生活，心态平和、积极乐观。

5　千言万语汇成一句感谢

提起北京朝阳医院胸外科的医生、护士们，原副院长侯生才、李辉主任、胡滨副主任、陈其瑞医生、游斌医生……陈冰的爱人能一一说出他们的名字，她将各种感触汇成了一句感谢，"他们太好了！真是发自肺腑地感谢他们！"9年的时间里，他们就是陈冰的健康守护者。

"我们感到非常幸运，能够碰到这样好的医生和护士。"在陈冰爱人看来，"感谢"两个字太轻了，不足以承载对朝阳医院胸外科医护团队的感谢。

陈冰爱人讲述：手术前一晚，侯副院长亲自来到病房，问："陈冰，有没有信心？"陈冰说有，侯院拍着陈冰的肩膀说："放心吧，我们会尽最大的努力，你自己也要有信心。""嗯，我们有信心。"对于医生的关怀和鼓励，陈冰及爱人非常感动，"我们心里很温暖，感觉特别踏实，所以即使要经历肺移植这样的大手术，当时一点都没觉得害怕，我们也坚信手术会很成功。"

陈冰的爱人对北京朝阳医院医护人员的关怀备至记忆犹新。住院时，陈冰得到了特别全面细致的关照，如会优先安排做检查，病房被打扫得干净整洁；医生下了手术就赶紧过来看他，他们没有高高在上的态度，问问题没有烦的时候，都是耐心解答。"护士也是照顾得一点都不敷衍，特别细心，而且特别叮嘱我爱人不要往人多的地方去，出门尽量戴口罩，按时吃药，多喝水，定期复查，不舒服时赶紧来随诊，注意保暖，千万别感冒了，注意营养。医护人员都很亲切，还一直在安慰、鼓励我们。"陈冰爱人讲述，由于自己还经营着小生意，特别忙的时候会没时间照顾陈冰，她不在的时候，护士们就会说，"放心吧，有我们呢"。他们会自己掏钱为陈冰买饭，帮忙打水，连卫生纸没了都会拿过去，照顾得特别好。有他们，觉得特别踏实。

最令她感动的一次是，有一次陈冰感冒引发肺炎，她没能及时赶过去，需要服用一种药，药很贵，护士们便一起凑钱帮忙买。"我当时感动得哭了，一般情况下，没钱的话谁管你这些啊，而且家属都不在，他们真的太好了。"

北京朝阳医院胸外科这种悉心照顾与关怀，是住院前陈冰爱人没有想到的。以前她以为进了大医院会很繁琐，院长、主任高高在上的形象会让人畏惧，但没想到他们是这样的随和，把患者当成了自己的亲人（图18-4~图18-5）。

6　待患者如亲人

"待患者如亲人"是采访中，几位受访患者及其家属都不约而同提到的切身感受。马老说，在医院住院就像在自己家一样，医护人员就像自己的家人。他感受到，北京朝阳医院胸外科是个有凝聚力、团结协作的团队，医护之间配合默契，相互帮助，不推诿，对待患者一心一意。

他清晰地记得，有一次输液发生了严重的输液反

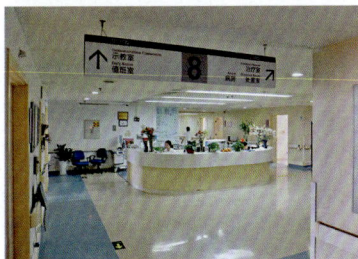

图18-4　朝阳医院胸外科干净整洁的病房为患者营造了良好的住院环境

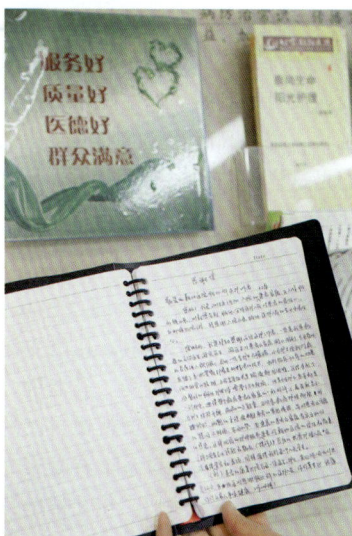

图18-5 很多患者留下了感谢信

应，上厕所后无法回到病床上，浑身哆嗦、发冷、四肢无力，体温高达39.5 ℃，医护人员默契配合，进行了紧急处理。

"这个科室给我留下了非常好的印象，我们除了治好了病，在这里还感受到了来自亲人一般的关怀。"这是冯老住院期间的感受，"无论是不是主管医生，患者有什么问题，他们都会耐心解答。'你不是我的患者'这句话我没听他们说过，是不是自己主管的患者他们都会跟你说。"

　　冯老住院时，同病房有位食管癌患者，护士不厌其烦地去照看他，一天不知看多少次，晚上也是如此。有一次在输脂肪乳时，这位同病房的患者觉得浑身没劲、不想动、出汗而且烦躁。"护士们对她很耐心，安慰他。说话特别柔和，很用心安抚他的情绪。而且也保持了高度警惕性，当时就想到是不是胰岛素的作用，因为脂肪乳里有胰岛素，可能发生胰岛素反应造成血糖低。随即查了一下血糖，发现确实是血糖低，马上推注葡萄糖，情况立刻就好转了。如果是没有经验的护士，很可能被忽略。"

　　这些护士的专业素养不仅体现在突发情况的及时发现与处理，还体现在做操作时的清晰麻利，一点不拖泥带水。因为从医多年，是内行人，冯老一看便清楚得很。"有了这样一群护士，医生的工作也便捷了许多。到了病房还没说话，护士已经把你需要的准备好了。当你说第一个字的时候，她就给你实施了，这多棒啊！"冯老忍不住夸赞说。

　　"护士长做患者的工作特别细腻、贴心，很多患者都特别听她的，不是说她有多权威，而是她说到你心里去你就自然会听她的。"

　　冯老讲述，每次复查，需要去办手续时，他会把随身带的包放在护士站，护士们每次都热心帮忙保管。有一次，冯老随口提到自己有便秘的毛病，在家每天吃水果、喝酸奶，还要经常吃点玉米、红薯之类的。没想到，过了一会儿，护士长拿了几盒酸奶过来。冯老说："她们对患者的这份体贴，我真的没法报答。"（图18-6~图18-7）。

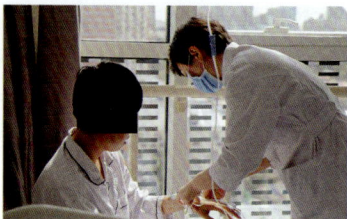

图18-6　护士在为患者进行日常诊疗

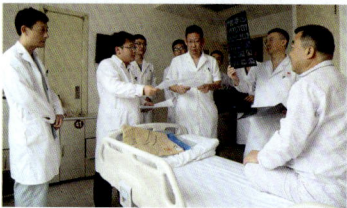

图18-7　医生在查房中，认真查看患者的各种资料，详细了解患者病情，为患者做出最佳的诊疗

尾声

在人生的舞台中，无论是谁，都不可能永远是鲜花坦途，总会有荆棘坎坷。当身处逆境时，文中我们采访的几位患者坚守希望，用阳光的心态走出困境，

树立了良好的榜样，我们感动之余，也希望这些宝贵的分享对文章的读者有所启示。

而北京朝阳医院胸外科团队不仅用自己专业的医学技能为患者解决病痛，赢得了患者的信任，还用自己的"软实力"——对患者如家人般的温暖和体贴，让他们在患病的日子里，消除了对疾病的恐惧，得以享受生活赋予的美好。

在或长或短的交集中，医护患共同谱写了一曲曲感人至深的"医患情"乐章，那一份份真情、温暖和感动，会在患者的心底里珍藏，历久弥新……

采写编辑：董杰，AME Publishing Company

注：文中出现所有名字均为化名。

第七部分

典型病例分享

病例1　气胸未耽误高考

北京的5月下旬，气温攀升得不是那么明显，但是对于正在紧张备考的高三学生小张和她的家人却如火烤，2天前，小张感觉左侧胸部隐隐有点痛，还胸闷气促。她和家人立刻想到了这是气胸又犯了，从一年前算起，这已经是第三次犯了，在家观察了两天情况未见好转。无奈之下，当晚8点多，小张被紧急送到北京朝阳医院，同样的诊室、同样的病床、也恰是同一位接诊医生。

诊断是明确的，左侧自发性气胸，肺压缩50%，需要立刻放置胸腔闭式引流。这个流程孩子和家人已经熟悉，但是下一步该怎么办？高考近在眼前，决定迫在眉睫！如果不做手术，闭式引流管需要观察几天才可能拔除，但，小张再次发生气胸的概率>90%，且发生时间无法估计，如果恰好在高考那天发生的话，后果不言而喻；如果选择手术，手术的风险、术后的恢复情况，同样令家长担心。

北京朝阳医院胸外科每年收治自发性气胸手术的患者数量和治疗效果，在北京市乃至全国都是绝对的权威，胸外科的各级医生精湛医术和负责的态度让小张的家长坚定了信心，做手术！

对于高三的孩子来说，每一分每一秒的时间都异常宝贵！胸外科迅速组成了科主任、主管医生、主管护师的治疗小组，决定开通绿色通道，立刻急诊手术。紧张而严谨的术前准备有条不紊地进行着，来到医院仅2个小时后，小张躺在了手术台上，事后她说那时她心情特别平静，因为她信任这里、信任医生！

对于北京朝阳医院胸外科医生来说，这一手术过程并不复杂，胸腔镜下的肺大泡切除。为了减少术后的漏气，主刀医生采用了一种特殊而简单的处理方法——加用垫片。别小看这一个小小的垫片，它能够使95%以上术后患者术后不出现漏气。1小时后，小张再次清醒过来时，已经躺在了病床上。

术后第1天，除了引流多一些，没有漏气，第2天引流明显减少，还是没有漏气，为了安全保险，医生夹闭引流管6小时再次开放，依然没有漏气，医生决定拔除引流管。术后第3天，小张走出了胸外科病房，"外面的阳光好灿烂"，她笑着说。

两周后小张如愿参加了高考，又一个月后，她拿到了首都师范大学的录取通知书！这时她最想通知的、也最想感谢的是那些白衣天使！

小张的主治医生特别提示，自发性气胸多发于青少年，一旦发生，再发概率极高。因此，越早发现，越早治疗，对孩子越好。

（苗劲柏　刘毅）

病例2　咳嗽40年，一朝把病除

　　"大夫，真是太感谢你们了！我咳嗽40多年啦，特别烦人，别的医院跑遍了，药都吃了多少年了也没用，还是朝阳医院大夫们水平高，妙手回春，解决了我的大问题，感谢大夫们啊！""没事儿，这是我们应该做的，您回去好好休养啊！"这是最近发生在北京朝阳医院胸外科病房的一番对话。说话者是在北京朝阳医院进行了左肺下叶切除术的蔡阿姨，她今年50岁，咳嗽、咳痰40多年了，近一年明显加重，严重影响生活和睡眠，多家医院辗转治疗无明确效果，前几天就诊于北京朝阳医院胸外科。

　　在李辉主任的带领下，胸外科团队对蔡阿姨进行了一系列的检查、鉴别诊断及全科讨论，发现是左肺下叶支气管扩张合并了感染导致了肺不张，左肺下叶已经到毁损程度，需要手术治疗。患者既往有胰岛素瘤胰尾切除术史，加之肺部感染较重，因此手术风险较大。在经过了系统全面的心血管及肺功能评估后，最终团队对蔡阿姨实施了电视辅助胸腔镜手术（VATS）左肺下叶切除术+胸腔粘连松解+闭式引流术。术后恢复良好，蔡阿姨和她的亲属们对北京朝阳医院胸外科团队感谢不已，在准备办理出院时发生了本文开头那温馨的一幕。

电视胸腔镜手术具有创伤小、痛苦轻、恢复快、住院周期短、符合美容要求等优点。尤其适用于年老体弱、心肺功能不良患者的胸外科手术，有效扩大了胸部疾病的手术范围和适应证。北京朝阳医院胸外科团队对电视辅助胸腔镜手术技术掌握精湛，在李辉主任带领下，科室团队精诚协作，在护士长刘玉萍管理下，护理团队配合积极精心，这一病例的顺利完成是北京朝阳医院胸外科团队成功实施VATS手术的一个小小缩影。

（苗劲柏　刘毅）

病例3　ECMO支持下肺减容术

　　患者李某某，男，57岁，活动后喘憋多年，逐渐加重，经检查发现"肺大泡"。患者在家中间断吸氧，曾反复住院，并间断下肢浮肿，之后在家中夜间应用无创呼吸机，症状时好时坏，2013年初，在一次感冒后喘憋更加严重，即使躺着不动，持续应用无创呼吸机，仍然喘得难以忍受，并且逐渐出现意识不清。2013年1月31日被送来北京朝阳医院就诊，检查发现肺大泡变大，出现呼吸衰竭，紧急气管插管，收入呼吸重症监护室（RICU）使用呼吸机以及药物治疗。

　　此时患者自己的呼吸已经得不到足够的氧气，无法维持生命，必须使用呼吸机给他输送氧气，但呼吸机送进来的气不断地进入肺大泡中，像吹气球一样将肺大泡越吹越大，被吹大的肺大泡反过来压迫正常的肺组织，将肺压得越来越小，有效的肺功能越来越少，又迫使医生加大呼吸机的通气量，这样就将肺大泡吹得更大，这样的恶性循环将必然导致患者的死亡。此时要想挽救患者生命，必须手术切除肺大泡。但根据当时的情况，患者的生命都难以维持，根本上不了手术台，勉强手术也必然牺牲在手术台上，在这样一种既复杂又没有希望的情况下，北京朝阳医院胸外科和呼吸科的医生经过认真思考，想到了使用体外循环中的体外膜肺氧合（ECMO）技术。这种技术本是用于心脏、肺脏移植手术的，在手术时可以代替心脏和肺脏的功能，维持患者的呼吸和循环。此时将这种技术和设备用在这个患者身上，既可以解决患者自己的肺功能不够用的问题，又可以代替呼吸机，以免继续将肺大泡吹大。使用了ECMO之后，患者的情况果然出现了转机，病情由恶化逐渐转向稳定。当然，患者也不能总是插着管子，带着ECMO这样一个大设备，要想解决肺大泡还是需要手术，而ECMO使病情稳定，也为手术创造了条件，此时手术已经变得比较安全，于是为患者施行了微创的两侧肺大泡切除，就像从胸腔中取走了两个大气球，被压缩的肺重新恢复了功能。切除后患者经过后续的治疗，逐渐恢复，又经过了半个多月，顺利出院。

　　ECMO这一技术原本是用于心、肺移植的，其他方面的应用国际罕见，根据现有的资料，用在肺大泡切除是国际首次。之后这一病例报道被写成论文发表在国际权威学术刊物上，发表后半年之内即被引用超过130次。

（李彤）

病例4　罕见胸腔巨大肿瘤

60岁的张女士背部疼痛了半年，因为家住郊区，离医院远，加上平时要照看刚满1岁的外孙，迟迟没有就医。直到开始出现呼吸、吞咽困难的症状，才去了最近的医院。然而，检查的结果给张女士和家人带来了沉重的打击，也让在场的医生们感到震惊不已。根据CT显示，张女士的胸腔内长了一个巨大的肿瘤，紧紧挤压着食管、心脏和双肺，更糟糕的是：一部分肿瘤已跨越了膈肌，蔓延进入了腹腔。面对如此复杂棘手的病例，当地医院的医生表示无能为力，建议患者来北京朝阳医院胸外科寻求医治。

张女士和家人怀着急切不安的心情来到了北京朝阳医院，在胸外科门诊，李辉主任一边亲切安抚患者，一边详细查看病情，然后给张女士安排了住院。经过住院后一系列的检查，张女士的病最终被确诊为"纵隔脂肪肉瘤"，这是一种恶性度非常高的肿瘤，在全世界都属罕见。除了做手术切除肿瘤，目前没有其他有效治疗手段。然而，张女士所患的肿瘤已经发展到了非常严重的阶段，食管已受到肿瘤侵犯，以至于无法正常进食。而且肿瘤不仅生长在胸腔，很大一部分已跨进腹腔，心、肺、肝、脾、胃、肠——几乎所有我们人体的重要器官都和肿瘤紧密相邻，这样的手术，其难度之大、风险之大可想而知。为此，胸外科多次组织了张女士的病例讨论。最终，李辉主任和他所带领的医生团队还是决定要实施手术，如果不做手术，张女士将很有可能在极大的病痛中度过短暂的余生。

在经历了充分且严谨的术前准备后，手术的日子终于到来了。这台手术，李辉主任和他的团队选择胸腹联合手术切口，只有这样才能充分地显露并完整切除肿瘤。医生们在手术操作过程中胆大心细，仔细处理每一个细节，避免损伤重要的脏器、血管。最后，不但成功地完整切除了肿瘤，还妥善地修复了被肿瘤破坏的食管，保证了患者术后能正常进食。根据手术切除标本的称量，切除肿瘤的重量足足达到了3千克！

手术之后，在胸外科和外科重症监护室的医护人员共同努力下，张女士顺利康复出院了。多次复查结果显示，肿瘤没有复发。从此，张女士又过上了健康幸福的生活。

（张文谦）

病例5　救治食管自发破裂

香港的陈先生春节前到北京探亲访友，不曾料想因饮酒后呕吐发生了剧烈的胸腹痛。经过检查发现陈先生是自发性食管破裂，如果不马上手术就有生命危险。于是立即行急诊手术食管破裂修补术。近日，陈先生已出院了。近两个月来，北京朝阳医院胸外科已连续收治了3例自发性食管破裂的患者。

那究竟什么是自发性食管破裂呢？

自发性食管破裂指健康人突然发生食管破裂，大多数患者（70%~80%）均为饮酒后呕吐造成食管破裂，所以剧烈呕吐是最重要的发病原因，故有人称之为呕吐后食管破裂。其他原因有分娩、车祸、颅脑手术后、癫痫等。食管破裂后胃内食物和胃液进入胸腔、腹腔可引起化学性胸腔炎、腹膜炎，所以主要症状为呕吐、恶心、胸痛或上腹痛。1/3～1/2患者有呕血。症状严重时可有气短、呼吸困难、发绀、休克等。体格检查多表现为急腹症，可有液气胸的相应体征。由于症状不典型，临床常误诊为呼吸衰竭、胃穿孔、急性胰腺炎等，延误治疗。

X线胸部平片可出现一侧液气胸、纵隔气肿，颈部皮下气肿影。食管碘油造影出现造影剂外溢可确定诊断。还可以行胸腔诊断性穿刺，如抽出物为血性酸味液体，或发现食物渣滓，则可以确诊。

自发性食管破裂的治疗方法及效果与诊断早晚、破裂口大小、进入胸腔胃内容物的数量、污染程度等有密切关系。发现越早，治疗效果越好。食管破口自行愈合的机会甚小，多需要手术治疗。一般来讲，破裂发生后12~24小时内进行局部食管修复手术效果最好，往往可以一期愈合，没有其他后遗症状。如果超过24小时，则可以并发脓胸、纵隔炎等，手术修补的效果不确切。有些患者则可能需要首先进行简单的胸腔引流手术，控制感染和改善全身情况，然后数周后进行第二次手术。

我们提醒，如果是因为饮酒后剧烈呕吐发生较严重的胸痛或腹痛，应及时到医院就诊。此外也建议适量饮酒，不要因此而发生意外甚至危及生命。

（傅毅立　李辉）

病例6 无影灯下青春再次绽放

春节是一个家人团聚的日子，家家都团团圆圆吃年饭，和和美美看春晚。但对于小璇一家人来说，2017年农历新年可能是她们人生中最难忘的一个新年。

花样年华的小璇今年刚上大学。前段时间，她在跑步时觉得喘不过气来，于是父母就带她到了家附近的医院做了检查。万万没想到的是，这个检查结果成了一家人的噩梦。原来，小璇的胸内长了个直径约12 cm的肿物，更令人担心的是这个庞然大物不仅与周围的胸壁、心包紧紧连在一起，还包绕着胸腔内许多重要的血管。小璇的父母带着她走访北京几家知名的大医院。专家们看了后都摇头，认为恶性可能大、手术风险极高，没有成功的把握，放弃了手术。

小璇的父母深知，专家的担忧很有道理。手术时，很可能没办法把肿瘤完整地切下来，而且稍有不慎就可能会血管破裂。一旦这种情况发生，小璇很有可能下不了手术台。但是，时间一天一天过去，这个肿物还在小璇身体里疯长。如果不做手术，肿物压迫会严重影响心肺功能，小璇随时面临着生命危险。

怀着最后的一丝希望，小璇的父母来到了北京朝阳医院胸外科，求助于朝阳医院原副院长、胸外科知名专家侯生才教授。这时，他们已经是筋疲力尽，几乎到了精神崩溃的边缘。看着小璇这样一个本该在校园无忧无虑读书的花季少女，又看到小璇父母无助又绝望的眼睛，侯生才教授毅然决定尽一切努力，给小璇争取一次新生的机会。

住院后，医生们紧锣密鼓地为小璇安排了全面检查。手术前，侯生才教授、胸外科主任李辉、副主任胡滨等全体胸外科医生针对小璇的病情，反复研究她的CT和磁共振影像资料，对肿瘤周围的每一根血管从外观到走形细致分析，认为虽然手术风险极大，但有手术指征。于是，他们对术中可能出现的情况及相应的处理措施做了详尽地探讨，为小璇制订了详细的手术方案。由于巨大纵隔肿瘤手术涉及心脏、大血管，同时呼吸循环在围手术期可能会出现严重的紊乱，这样的手术需要一个多学科协作的强大团队。因此，心脏外科、体外循环、血管外科、麻醉和重症监护的医生都加入进来，为即将进行的手术保驾护航。

2017年2月6日上午9:00，手术如期进行。纵隔打开后，折磨小璇一家人的肿物赫然出现在眼前。与预期的一样，肿物与周围组织粘连比较严重。手术台上，肿瘤一点、一点地被从大血管壁上游离出来；台下，体外循环师和血管外科医生严阵以待。经过3小时精力高度集中的分离，肿物被完整地切除了，更令人欣喜的是，与肿物粘连的血管毫发无损。手术结束后，小璇的父母激动得半天说不出来话，眼泪已经说明了一切。

几天之后，好消息传来：小璇的病例报告显示肿瘤是良性的！小璇的父母高悬着的心终于放了下来，脸上显出了久违的笑容，医务人员也由衷地为她感到高兴。

一丝希望胜过千两黄金，一丝温暖抵过万里寒霜。术后每次查房，小璇的父母都感激地说："多谢你们救了我女儿的命，是你们给了她第二次生命！"其实，对胸外科全体医护而言，这只是众多熟悉画面中的一幅。

现在，小璇正在迅速康复中，过不了多久，小璇就能回到她熟悉的校园，她的青春之花将再次绽放。

（郑硕 游宾）

病例7 首例肺移植

老张是在北京朝阳医院胸外科首例接受肺移植的患者。手术前的老张经历了10余年慢性肺气肿的折磨。随着病情的加重，曾经健康开朗的老张，慢慢地失去了活动能力。而且经常发作气胸，每次都会造成严重的缺氧，被家人送去医院进行抢救，就像经历一次濒死到重生的轮回。直到现在，老张还会时常回忆起当年的病痛。想起那种痛不欲生的喘憋，老张仍会泪流满面。

其实，在我国有数以百万计的患者，承受着严重肺疾病的折磨，并因此丧失了劳动能力，同时给家庭带来沉重的经济负担和无尽的痛苦。肺移植手术给其中一部分人带来新生的希望！

为此，北京朝阳医院胸外科从20世纪末就开始进行肺移植的研究和技术准备。从基础研究到动物实验，从国外学习技术到团队预案准备。2005年，刚刚从死亡线上获救的老张和满怀斗志的北京朝阳医院肺移植团队相遇了。8月16日，那一天对双方都是一个里程碑式的纪念日。同种异体肺移植手术，像一场艰苦卓绝的战役，从硝烟弥漫开始，又以现代医学的完胜华丽收官。从这一天起，老张为自己打开了新生命的大门。10多年后的今天，老张回忆起那段往事，痛苦、煎熬和渴望、惊喜，再次涌上心头，五味杂陈。而我们的肺移植团队，此后也开始不断创造新生的奇迹。

（游宾　胡晓星）

AME Books
AME上图书

AME 图书 2.0 正式上线

随手，随时，随地关注医学健康与人文

精品医学书籍

囊括AME全系列图书及学术期刊

· 最前沿医学知识
· 最实用科研干货
· 最独到学术见解

支持快币兑换

攒了快币没地花？
从此买书不花钱！

多种分类书目

· 按专家分类
· 按专科分类
· 按系列分类

随心所欲，找书不再烦恼！

目录一键跳转

不再一页一页翻资料，目录
一目了然，一键快捷跳转！

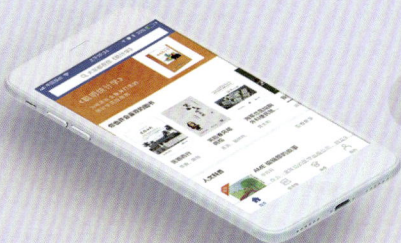